「山西省中医药传统知识保护数据库」项目

「中医名家临证实录」丛书

三部六病

临证发微

武德卿　编著

苏庆民　臧东来　顾问

康守义　审稿

山西出版传媒集团　山西科学技术出版社

U0232570

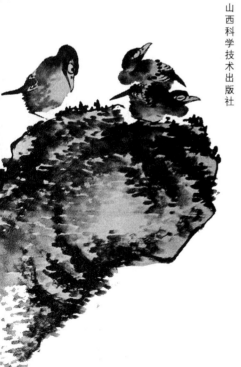

图书在版编目（CIP）数据

三部六病临证发微／武德卿编著；苏庆民，臧东来，
康守义顾问、审稿. —太原：山西科学技术出版社，
2019.7（2020.3重印）

ISBN 978－7－5377－5919－9

Ⅰ. ①三… Ⅱ. ①武… ②苏… ③臧… ④康… Ⅲ.
①《伤寒论》－研究 Ⅳ. ①R222.29

中国版本图书馆 CIP 数据核字（2019）第 092235 号

三部六病临证发微

SANBULIUBING LINZHENG FAWEI

出　版　人：赵建伟

编　　　著：武德卿

策 划 编 辑：宋　伟

责 任 编 辑：翟　昕

封 面 设 计：杨宇光

出 版 发 行：山西出版传媒集团·山西科学技术出版社
　　　　　　地址：太原市建设南路 21 号　邮编：030012

编辑部电话：0351－4922078

发 行 电 话：0351－4922121

经　　　销：各地新华书店

印　　　刷：山西新华印业有限公司

网　　　址：www.sxkxjscbs.com

微　　　信：sxkjcbs

开　　　本：787mm×1092mm　1/16　印张：8.75

字　　　数：127 千字

版　　　次：2019 年 7 月第 1 版　　2020 年 3 月山西第 2 次印刷

书　　　号：ISBN 978－7－5377－5919－9

定　　　价：32.00 元

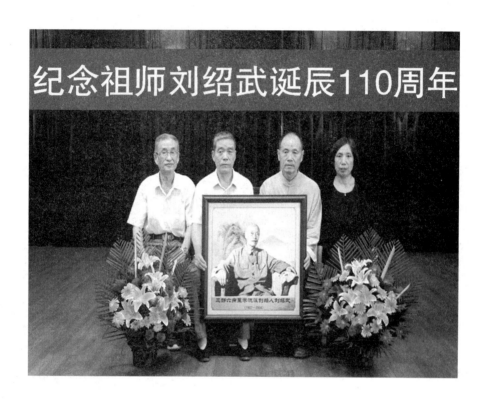

学术是人类集体智慧的结晶

无中外　无古今　无你我

以是者为是　非者为非

永远以先进代替落后

　　　　　　　　——刘绍武

编写说明

　　刘绍武老师创立的中医三部六病学说是于 20 世纪 80 年代在山西省晋中市传播的。最初是臧东来大夫拜刘老为师学习三部六病学说，经过两年的学习，他认为三部六病学说非常好，先进实用，先后介绍康守义、武德卿、武连生等大夫拜刘老为师学习三部六病学说，同时他也成了这个学习队伍的辅导员。在刘老师的悉心教导和臧师兄的真诚辅导下，大家的三部六病学说水平迅速提高。经过几年的学习后，大家就可以互相交流了。尤其是在刘老远去海南之后，大家更是相互交流，共同提高，这样便自然而然地形成了一个以臧东来师兄为主的三部六病学说研讨小组。他们无论是谁，一旦在理论上有一点新认识，或在临床上有什么新体会，都要及时交流，一起讨论，不断地相互启发，共同进步。三部六病学说在晋中市的学习和运用不断深入，不断规范，不断提高，不断普及，在这基础上康守义大夫历经 6 年总结写成《三部六病翼·试习伤寒论》，并于 2009 年正式出版。非常幸运的是 2009 年中国中医科学院苏庆民教授来晋中市考察工作时，对晋中市传播三部六病学说的工作给予充分的肯定和大力的支持，这种支持一直延续至今，这就更促进了"普及、充实、提高"三部六病学说的工作。

　　近几年来，山西省各个市及外省市各地来晋中市榆次区跟诊学习三部六病学说的学员越来越多，然而随着时间的推移，三部六病研讨小组成员中现只有武德卿大夫还在职，所以除繁忙的诊疗工作外，大量培养学员的工作就主要由她完成。在实际工作中，她不仅对三部六病学说的理论和实践不断有新的认识和体会，同时在培养学员方面也积累了很多经验。她觉得学员们在学习三部六病学说时有点顾此失彼，学习过程零乱而漫无边际。为了让学员们特别是初学者尽快对三部六病学说从宏观上有一个一元论的、正确全面的、完整规范的认识，武德卿大夫在百忙中编写了这本《三部六病临证发微》。本书以一元论的理论体系，宏观地、纲领地、简洁地、条理地、较完整地介绍了三部六病学说，对学习者无论是从理论上了解三部六病学说，还是在临床实践中运用三部六病学说，都是可贵的参考资料。同时也希望广大读者在实践中不断发现其谬误，及时反馈给我们，我们会万分感谢！

山西省晋中市榆次区三部六病专业委员会
2018 年 5 月

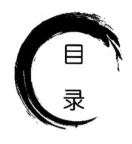

目录

一、概述

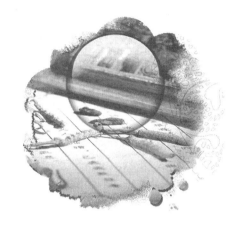

　　"三部六病学说"是全国首批国家级 500 名老中医药专家刘绍武先生（1907—2004）在深入研究并屡屡应用《伤寒论》的基础上"通过自己五十多年的学习和临床实践，以历史回顾现实，以东方审视西方，继承了古典精髓，摒弃了传统谬误，创新性地形成了以中为体，兼融中西医学的三部六病医学诊疗体系"。

（一）三部与六病的概念

1. 三部

　　三部是指表部、半表半里部（简称枢部）、里部。

　　《伤寒论》中言及"表"有 41 处，言及"里"有 43 处，言及半表半里只有 148 条这一条条文"……此为半在里半在外也……可与小柴胡汤"。由此可见《伤寒论》中的病位只有表、里、半在里半在外（半表半里），"三部六病学说"的三部即依此而定。

　　表部　是人体与外界接触，主要是与空气和阳光接触的外壳部分，包括皮毛、肺、骨骼肌与骨骼。其主要功能是进行气体交换与热量交换并对人体起到支架作用。

　　里部　是从口腔到肛门，与饮食物接触，结构以平滑肌为主的整个消化道，主要包括口腔、食道、胃、十二指肠、小肠和大肠等，其主要功能是对饮食物进行消化吸收。里部功能的异常主要表现在消化能力和吸收能力特别是吸水能力的异常上。

半表半里部（简称枢部） 是以心脏为中心的心血管系统（包括体循环和肺循环），包括淋巴系统。枢部的心脏和主动脉在胸腔和腹腔，其余小血管及毛细血管都穿插于表部和里部（半在里半在外也），所以枢部在功能上是一个相对独立的系统，但在空间上没有独立位置，因而叫半表半里部，简称枢部。枢部的主要功能是通过心脏的收缩、舒张和血管的节律性舒缩完成血液循环，通过血液循环把里部吸收入血的营养物质和表部吸收入血的氧气相结合，源源不断地输送到全身，同时把代谢后的废物及二氧化碳通过血液循环送到表部或里部，经肺、肾、汗腺、大肠等器官排出体外，或经肝脏解毒。血液在循环中不断更新以营养全身，故有"身有多大，心有多大"之说。手得血能摄，目得血能视，足得血能步，气血在枢部心血管系统功能的作用下在体内周而复始地循环，由上达下，由里达表，无处不到。机体的任何一个脏腑、组织、器官只有得到充足的气血供养才能发挥其正常的功能，一旦失去气血的供给，就会失去其功能，继而出现变性、坏死，所以枢部功能的异常不仅表现在心血管功能即血液循环的异常上，还可以表现在多种脏器功能的异常上。

三部中表部、里部是固态的结构，半表半里部（枢部）主要是气血的循环，气血是流动的，是液态的。

2. 六病

六病为表阳病、表阴病、里阳病、里阴病、枢阳病、枢阴病。表、里、枢三部各有一个阳病、一个阴病，三部共有三个阳病、三个阴病，故为六病。这种分类符合《周易》"一阴一阳之谓道"即自然界唯物辩证法的对立统一规律。

历代医家多以六经解释《伤寒论》，但《伤寒论》原文明确以"辨太阳病脉证并治""辨阳明病脉证并治""辨少阳病脉证并治""辨太阴病脉证并治""辨少阴病脉证并治""辨厥阴病脉证并治"为题，即以辨六病脉证并治为题。而398条条文中除了六病的六条纲领证外，以"六病"开头的条文129条，以"伤寒"开头的条文92条，提及六经的条文却很少，故刘绍武老师提出"六经当为六病"，"三部六病学说"的六病也是依此而定。《伤寒论》中的六病为：太阳病、厥阴病、阳明病、太阴病、少阳病、少阴病。为了不与《伤寒论》的六病相混淆，我们现在将六病分别以表阳病、表阴病、里阳病、里阴病、枢阳病、枢阴病命名。

3. 六病病时

《伤寒论》第9条："太阳病欲解时，从巳至未上。"巳至未是指从上午的九点到下午的三点。第193条："阳明病欲解时，从申至戌上。"申至戌是指从下午的三点到九点。第272条："少阳病欲解时，从寅至辰上。"寅至辰是指从凌晨的三点到上午的九点。第275条："太阴病欲解时，从亥至丑上。"亥至丑是指从晚上的九点到凌晨的三点。第291条："少阴病欲解时，从子至寅上。"子至寅是指从晚上的十一点到凌晨的五点。第328条："厥阴病欲解时，从丑至卯上。"丑至卯是指从凌晨一点到上午的七点。对于六病欲解时，历代医家多认为是疾病将要好的时间，但据临床观察，大多患者是晚上睡一觉醒来感觉全身舒服而病好转。临床上病人往往会说前一天晚上十点开始发烧，或说凌晨五点开始腹痛，或说早晨七点起床后开始头疼，或说腹痛晚上两三点加重等，医生诊断时也多是问发病时间。所以说，六病欲解时应该是疾病开始或加重的时间即"六病病时"，这一观点是刘绍武之弟子臧东来先生提出来的，他的论文《六病时位是〈伤寒论〉的证治程序》发表在《中医药研究》2001年第10期。根据六病欲解时即"六病病时"我们认为：《伤寒论》中的六病不是指具体的病，而是分别在六病病时发病、发热或病情加重的疾病。

三部六病学说以"三部为纲、为势；以六病为目、为证；以六时为候、为巧"。对急性发热性疾病通过六时动态地观察疾病的发展趋势对临床辨证施治具有非常重要的意义。

4. 六病与《伤寒论》六病的关系

以"太阳病"为例，第1条："太阳之为病，脉浮，头项强痛而恶寒。"第13条："太阳病，头痛，发热，汗出，恶风，桂枝汤主之。"第35条："太阳病，头痛发热，身痛腰痛，骨节疼痛，恶风，无汗而喘者，麻黄汤主之。"第125条："太阳病，身黄，脉沉结，少腹硬，小便不利者，为无血也。小便自利，其人如狂者，血证谛也，抵当汤主之。"为什么都是"太阳病"的原发病，却用不同的方子呢？这说明"太阳病"不是一个具体的病，随其证不同需要用不同的方子治疗。"太阳病"是在"太阳病时"（上午的九点到下午的三点）发病、发热或病情加重的疾病，根据其出现的不同症状来辨证并采用不同的方法、不同的方剂进行治疗，此即"观其脉证，知犯何逆，随证治之"。

第1条"太阳之为病，脉浮，头项强痛而恶寒"为"太阳病"的纲领证，是在"太阳病时"发热并出现脉浮、头项强痛而恶寒，病位在表部，病性为实热，是表部的阳性病，病时、病位、病性一致是"标准太阳病"，属于"三部六病学说"的表阳病。第13条之桂枝汤证，第35条麻黄汤证、第125条抵当汤证属于"非标准太阳病"，也就是说"病时"在"太阳病时"，"病位"却或在表或在枢，"病性"或为虚或为实，病时、病位、病性不一致，故为"非标准太阳病"。

《伤寒论》中的六病提纲证都属于"标准六病"，与"三部六病学说"的对应关系分别为"标准太阳病"属于"表阳病"、"标准阳明病"属于"里阳病"、"标准少阳病"属于"枢阳病"、"标准太阴病"属于"里阴病"、"标准少阴病"属于"枢阴病"、"标准厥阴病"属于"里部并病"。《伤寒论》第2条"太阳病，发热，汗出，恶风，脉缓者，名为中风"为"非标准太阳病"，属于"表阴病"，可作为表阴病的纲领证。

《伤寒论》中的疾病是按时间归类的，因为只有时间才能包容一切，在同一时间（同一病时）内六病都有可能发生；在不同的时间（不同病时）内可能发生相同的六病。在同一病时，不同的人可能出现相同的六病，所以不论男女老幼，也不论其患的是西医诊断的什么病，只要符合表寒证的诊断都可以用葛根汤治疗，此即《伤寒论》第31条"太阳病，项背强几几，无汗，恶风，葛根汤主之"；在同一病时，不同的人也可能出现不同的六病，所以不同的人同一个时间发热需要用不同的处方治疗，这就是《伤寒论》中的"太阳病，头痛，发热，汗出，恶风，桂枝汤主之""太阳病，头痛发热，身痛腰痛，骨节疼痛，恶风，无汗而喘者，麻黄汤主之""太阳病，身黄，脉沉结，少腹硬，小便不利者，为无血也。小便自利，其人如狂者，血证谛也，抵当汤主之"。一个人在不同的病时可能出现相同的六病，也就是说一个人这次感冒是上午发烧，下次感冒是傍晚发烧，只要诊断是表阴病都可以用桂枝汤治疗，这就是《伤寒论》"太阳病，头痛，发热，汗出，恶风，桂枝汤主之""太阴病，脉浮者，可发汗，宜桂枝汤"。一个人在不同的病时也可能出现不同的六病，所以临床上病时可以作为参考，但重点要根据病人就诊当时出现的不同症状首先准确诊断属于六病中的哪个病，然后根据不同的方证特点选用适合六病的不同的处方治疗。

《伤寒论》条文中如果病时比较有规律的则冠以六病即太阳病、厥阴病、阳明病、太阴病、少阳病、少阴病。如果病时没有规律则冠以伤寒或其他，《伤寒论》条文中冠以六病的条文分三种情况：一为言六病随后即言疾病症状，此为原发六病。如第14条"太阳病，项背强几几，反汗出恶风者，桂枝加葛根汤主之"，第35条"太阳病，头痛发热，身疼腰痛，骨节疼痛，恶风，无汗而喘者，麻黄汤主之"，即为原发太阳病。二为六病误治后的坏病，如第82条"太阳病，发汗，汗出不解，其人仍发热，心下悸，头眩，身瞤动，振振欲擗地者，真武汤主之"。三为六病不经治疗，自然演变后出现的疾病，如第37条"太阳病，十日已去，脉浮细而嗜卧者，外已解也。设胸满胁痛者，与小柴胡汤，脉但浮者，与麻黄汤"。我们可以用"三部六病学说"的六病去学习研究《伤寒论》的六病，用"三部六病学说"的思维方法归类学习《伤寒论》，不仅需要理论上多学习勤思考，更需要在临床中反复实践，因为《伤寒论》本身就是以临床实践为基础的。只有这样才能真正学好《伤寒论》，用好《伤寒论》。

"三部六病学说"将人体划分为表部、里部、枢部三大部分，在病理状态下每部均可分别出现寒、热、虚、实四种证，三部共可见十二种证。某部寒证与虚证同时存在即形成阴性病，热证与实证同时存在即形成阳性病，每部均可出现阳性病及其系列阳性证候群或阴性病及其系列阴性证候群。这样，每部都有阴、阳两个病，三部共有六个病，即三部六病。也就是说病位不离三部，病性不离六病十二证，除此之外再没有病位和病证了，而只有急性六病和慢性六病之分。六病之"病"是临床辨证、诊断治疗意义上的"病"，需与现代医学诊断的"病"如冠心病、风湿病等"病"区别。

"三部六病学说"的三部，重要的是要从功能上理解，从生理、病理上思考，然后才能用于指导临床治疗疾病，而不能机械套用，如肝胆属于何部，子宫属于何部等。妇科疾病可能属于表寒证，用葛根汤或当归四逆汤治疗，也可能属于里阴病用苍术干姜汤或苓桂术甘汤等方剂治疗，还可能属于枢实证用桂枝茯苓丸或桃核承气汤治疗。无论身体有什么病，尤其是西医诊断的什么病，其病理肯定要涉及三部的功能，一定要找到它的病理涉及的功能是在哪一部，即是由于三部中哪一部的功能失常引起，属于哪一部，就从哪一部治疗。比如说头痛，一般的理解应该是属于表部病，如葛根汤证、麻黄汤证，但《伤寒论》378条"干呕吐涎沫，头痛者，吴茱萸汤主之"中的头痛则属于里部，是由于里部虚寒，胃痉挛反射性地引起脑血管痉挛而出现的牵连证，用吴茱萸汤暖胃解除胃痉挛，脑血管痉挛则缓解，头痛必然自愈。

（二）人体的基本矛盾——三部与气血的关系

人体的结构，宏观地可以分为两部分，一部分为相对固态的位置不变的躯体结构，如四肢百骸、五脏六腑等即三部；另一部分为动态的气血。整体一分为二即三部与气血，三部与气血合而为一是整体。三部与气血的关系或称三部与气血的矛盾是人体的基本矛盾，是人体的关键所在。三部气血的动态平衡是人体健康长寿的根本保障；三部气血逆偏是人体产生疾病的基础条件。生理状态下，气血由三部不断产生运行并加以约束，三部由气血供给所需营养物质而完成自己的生理功能，三部根据各自不同的结构与功能吸收所需的营养，气血没有特供性。气血在循环中不断更新，三部也在完成自己的生理功能的同时不断地更新建设着自身。三部与气血生理上相辅相成，相互依存，相互约束，维持人体内环境的动态平衡，保证人体健康旺盛的生命力。病理状态下，三部与气血相互影响甚至相互破坏形成恶性循环，从而使人体百病丛生，生命力下降，严重者三部与气血决裂，生命停止而死亡。三部六病学说认识、诊断、治疗疾病的目的就是调整人体的基本矛盾，使三部与气血达到动态的平衡状态。

（三）三部与整体的关系

三部是在整体统一下的三个大系统，各自是整体的一部分，是相对独立的三个系统，不能孤立地看待它们，整体也不是三部的简单相加。在整体的统一下，三部生理上相互依存，相互协调，有机配合，共同完成人体的生理功能并相互保持着动态平衡；病理上相互影响，互为因果，相互传变。三部既是整体的创造者，又是整体内的享受者，三部无论是完成自身的新陈代谢，还是为整体完成自己的任务，都是以气血为物质基础。也就是说，三部必须得到正常的气血供应才能维持好自身的正常功能。整体功能的紊乱可以引起三部功能的失常，三部功能的失常也可引起整体功能的紊乱；整体功能的改善有助于三部功能的改善，三部的功能正常整体的功能才能正常。所以，整体协调加局部治疗是"三部六病学说"常用的治疗方法。

（四）三部的生理特性

三部在正常的生理状态下具有结构的特殊性与完整性、层次的有序性和组织的柔和性等生理特性。结构是为功能服务的，有什么样的特殊结构才会有什么样的特殊功能，不同的组织、器官具有不同的结构，因此具有不同的功能；而完整的结构是功能正常的保障，若结构的完整性发生改变就会产生疾病，如组织肿胀、萎缩、变性、坏死、增生或缺损，三部组织的完整性被破坏则功能失常，轻者可复，重则难复而疾病不愈。层次的有序性发生逆乱后果更为严重，如子宫内膜转移到其他部位形成子宫内膜异位症、细胞排列顺序紊乱形成良性肿瘤、细胞的胞核与胞浆比例失调形成恶性肿瘤；组织的柔和性是指组织的收缩和舒张功能保持收缩不强、舒张不弱即不急不缓的相对安静状态，若收缩过强则痉挛，收缩过快则颤抖，组织器官的痉挛是临床上常见的病理改变，最多见的是平滑肌的痉挛，如胃肠道平滑肌痉挛则会腹痛，舒张过度或收缩无力则松弛甚则瘫痪，因此组织的柔和性是三部功能正常的保障，不正常时可以作为诊断治疗的病理依据。

（五）气血的概念

气是各种营养物质和氧从血液中透过微循环的毛细血管壁渗透到组织

间隙并与组织细胞发生代谢作用，在三部上产生的各种生理功能。当某种原因特别是精神因素七情过度使微血管、淋巴管及组织痉挛而影响物质出入时，组织间的物质交换减慢，应该带走的物质特别是代谢产物不能及时带走而滞留于组织间或血管、微淋巴管内就叫气滞。气的含义有二：一是物质，如以液态存在于组织间的糖、脂肪、蛋白质、氧等各种生理所需物质；二是功能，这些物质与三部的细胞发生代谢作用，从而形成组织、器官、系统的功能乃至整个机体的生理功能。

气相对于血来说是更高级的精微物质，气的体现是生理活动的最高级阶段，必须具备清洁精微的生理特性即清洁性。

血是以适当的速度在心血管内周而复始地流动着并发挥着应有生理功能的红色液体。血液流动的速度减慢则为郁血，血液溢出血管外则为瘀血，局部的血液停止流动成为瘀血，局部则会坏死，哪个部位的血液停止流动就是哪个部位的瘀血，全身的血液停止流动人的生命就会停止。血是为全身组织器官运送营养、氧气和带走代谢产物的载体，必须保持血的酸碱度、稀稠度、各种生理成分的比例及数量，以及代谢产物的数量在一个动态的正常范围内，即生理的血必须具有的纯洁性。

（六）气血的关系

《灵枢·营卫生会》中言"血之与气，异名同类"，气与血都是人体生理活动所需的物质，只是所处的阶段、位置与形态不同，血是物质的运送阶段，在血管里；气是物质利用阶段，在组织间。血是在气的作用下流动的，血的流动不是自身的需要，而是为产生气以供三部生理活动而流动，一切组织器官所需的气都是由血产生的。气产生于血，血成之于气、动之于气，气是血的主宰，血是气的来源，气血循环无端，生生不息。任何原因影响气血的循环，破坏气血的动态平衡都可以形成气血紊乱的病理状态，所以三部与气血的矛盾即人体基本矛盾的动态平衡是人体健康长寿的基本条件。若致病因子作用于人体或损坏三部结构的生理特性，就会使三部的结构发生病理改变，从而使其功能也发生病理变化，使气血在三部的运行发生病理性的失衡或破坏气血的清洁性、纯洁性，破坏三部的结构，最终破坏人体和平稳态的正常生理状态，即破坏人体基本矛盾的平衡而形成三部气血的逆偏。三部气血逆偏是疾病发生的根本所在。

（七）证的概念

致病因子作用于人体引起人体三部气血逆偏的同时，机体会组织力量积极消除病因，努力恢复自身内环境的平衡。若机体组织力量进行反损害的能力即"正气"较强，而病因作用于人体进行损害的力量即"邪气"的强度较弱、频率较小，正气战胜邪气，则气血逆偏可以自动恢复，人体的疾病不经治疗也可自愈，反之在人体的正气不能很快战胜邪气时即在三部生理状态的基础上形成一种病理状态，产生"证"，"证"不是固定不变的，是运动着、发展着、变化着的动态的病理生理状态。如果人体的气血充足，机能旺盛，反损害的力量即正气较强，易出现阳性反应，反之易出现阴性反应，这是唯物辩证法一分为二、对立统一的规律所决定的，也就是说宏观上证可以分为阳证和阴证，阳证包括热证与实证，阴证包括寒证与虚证。

热证的病理可概括为机能兴奋、温度升高。热证时机能兴奋，血管扩张，血流加快，循环量增大，物质代谢增加，温度升高，机体气血的运行代谢呈一派亢奋状态，正邪斗争呈一派亢奋的状态，物质和水分的消耗会很大，这种状态可以表现为全身性的，也可以表现为局部性的。

寒证的病理可概括为机能抑制、温度降低。寒证时机能抑制，血管收缩，血流减慢，循环量减少，动脉供血减少，物质代谢降低，温度降低，机体气血的运行代谢呈一派衰弱状态，可以表现为全身性的，也可以表现为局部性的。机体呈这种状态时，由于病邪的损害能力占了主动，所以机体的机能处于被抑制状态。机体的物质代谢能力降低，代谢量降低，产热减少，所以温度降低，这种状态越严重，机体越衰弱，严重到极限程度可以使机体代谢停止而死亡。

热证与寒证是病理特点完全相反的两个证，在同一部位标准热证与标准寒证不能同时存在。

实证的病理可概括为物质多余、障碍代谢。实证是实有其物，或因摄入过多，或因代谢能力降低，或因病邪侵入而导致。无论是营养物质还是有害物质在体内的数量超过机体整个代谢过程的能力，或某个代谢阶段的能力，堆积体内形成多余的物质，都会阻碍气血的运行，破坏气血的清洁性和纯洁性，阻碍机体的正常代谢，破坏机体的正常生理功能。

虚证的病理可概括为组织松弛、功能降低。多种原因可使组织的气血供应不足或组织利用气血的能力降低，进而破坏组织的柔和性造成组织松弛，收缩无力，出现松弛过度而功能降低。

（八）三大疗法

中医学区别于现代医学的主要特点是辨证论治与整体观，中医治病是治人的病，以调节人体正气为目的，顺其自然，因势利导，治愈疾病。辨证论治的实质是根据患病机体在一般规律反应的基础上出现的不同反应——不同症状，所以应该采用不同的治疗原则，使用不同的方剂治疗。中医对疾病的治疗不是辨"病"论治，更不是专"病"专方。"三部六病学说"所讲的六病之病是辨证、诊断、治疗意义上的病，需与现代医学诊断的"病"相区别，不能混淆，要用"三部六病学说"的思维方法及六病概念去认识西医的"病"。致病因子作用于人体，由于机体抗病能力即正气及病邪的强弱不同，在三部出现不同的证而形成六病，临床上首辨六病，次辨方证，方证对应，则可治愈疾病。"三部六病学说"有三大疗法，"纠偏疗法""协调疗法"与"复健疗法"。现代医学临床各科的各种疾病大部分可以用"三部六病学说"的思维方法进行辨证治疗，不同的疾病可以采用相同的治疗原则和方法，相同的疾病也可以采用不同的治疗原则和方法，此即异病同治和同病异治，是中医辨证论治的特色体现。

急性六病的治疗主要用纠偏疗法，以《伤寒论》经方为基础，方小、力专、效捷，单证用单方，合证用合方。要用"三部六病学说"的六病学习、研究《伤寒论》的六病，用"三部六病学说"的思维方法思考、分析、运用经方，指导临床，提高疗效。刘绍武老师可以称得上是伤寒大家，对《伤寒论》研究、运用的深度与熟练度都是非常惊人的，将刘绍武老师创立的"三部六病学说"继承、普及、发扬既是我们的责任，更是我们的义务。

慢性六病的治疗主要用协调疗法，通过"四脉定位，腹诊定性"，定证、定方、定疗程，形成了三部定位，阴阳定性，理、法、方、药完备的辨证论治体系，使复杂、抽象的中医理论现代化、直观化、具体化、规范化，增加了中医的可操作性与可重复性。

复健疗法是在疾病基本治愈后，为进一步巩固疗效、恢复健康而采用的治疗方法。这种疗法常常是以丸、散剂为主要治疗剂型。

用"三部六病学说"的思维方法于临床诊治疾病，辨证规范准确，选方用药精当，疗效可靠。

（九）常见的几个腹症

1. 胸胁苦满

胸胁苦满多见于枢实证，是柴胡类方证的有效诊断标准。可以是病人的自觉症状，患者自觉胸闷、胸膈间痞塞不通、善太息、胁肋间胀气、满闷不适，而更多的时候要通过腹诊来诊得。有的病人自己没有感觉，必须通过腹诊来确定，所以临床上每个初诊病人都必须进行腹诊。即使是复诊病人，用药一段时间后仍要再次进行腹诊，因为腹症会随着用药而发生变化。

胸胁苦满外观上大部分表现为腹部膨隆，腹诊时，心下部厚而紧张，不易凹陷，腹肌痉挛而有抵抗，手指欲从肋骨弓下向胸廓内触压，腹肌几乎不凹陷并有力，也就是上腹部的张力较大，但重点在两侧肋骨弓下。自然界的任何事物与现象都不是绝对的，也有一部分患者腹部外观表现为膨隆但按压时却感觉腹部松软没有张力，此则不属于胸胁苦满的范围。

2. 腹动亢进

腹动亢进是偏于虚寒之证，是桂枝类方证的有效诊断标准，三部寒证均可以出现腹动亢进。腹动亢进是指腹主动脉搏动亢进，轻者见于脐上，严重者从脐部开始直至剑突下明显可触及。临床上部分患者可有自觉的腹部悸动不安，或有的患者自称自己有"积气"，而大部分患者没有感觉，需要通过腹诊而诊得。虚寒证的患者往往是三部同时虚寒，由于里部虚寒，腹腔内的脏器组织及腹主动脉痉挛，使腹主动脉内血流前进的阻力增大，而使腹主动脉搏动亢进。若痉挛特别严重时，血易上返而气上冲，甚至使脑压升高导致患者头晕，甚或摔倒，也有因此而造成脑出血者。

3. 心下痞硬

多见于寒证。患者自觉心下痞满，按之心下部肌肉痉挛紧张而较硬。

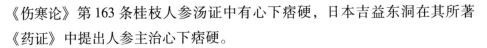

《伤寒论》第163条桂枝人参汤证中有心下痞硬，日本吉益东洞在其所著《药证》中提出人参主治心下痞硬。

4. 水泛波或振水音

多见于里阴病。由于胃肠的机能抑制，吸收功能降低，胃肠道的水液不能被正常吸收而积存于胃肠道，多见于心下胃脘部和右侧升结肠部，严重者全腹部均可以触及。临床见此腹证多在处方中加用茯苓、苍术、白术。

5. 少腹急结

见于枢实证，指少腹部腹壁痉挛紧张而有抵抗，同时深部有压痛。由腹腔内组织的瘀血引起，也代表全身性的瘀血。此腹证为桃核承气汤、抵当汤、当归芍药散、桂枝茯苓丸之类方剂的适应证。

6. 少腹拘急或少腹不仁

少腹拘急是脐下斜肌痉挛如棒槌状，少腹不仁是脐下腹壁软弱无力如棉絮状，没有底力，二者均是金匮肾气丸的适应证。

（十）理论框架

三部六病的治法、诊断及治疗详见表1-1、1-2。

表1-1　急性三部六病九治法一览表

	三部	十二证	代表药	代表方	六病与并病	代表方（九治法）
急性六病证治（纠偏疗法）	表部	表热证	生石膏	麻杏石甘汤	表阳病	葛根麻黄汤
		表实证	麻黄	麻黄汤		
		表寒证	桂枝	葛根汤	表阴病	黄芪桂枝汤
		表虚证	黄芪	玉屏风散		
					表部并病	葛根汤加石膏
	枢部	枢热证	生石膏	白虎汤	枢阳病	黄芩柴胡汤
		枢实证	柴胡	大柴胡汤、桃核承气汤		
		枢寒证	附子	四逆汤	枢阴病	附子汤
		枢虚证	人参	炙甘草汤		
					枢部并病	小柴胡汤

		里热证	大黄	大黄泻心汤	里阳病	大黄芒硝汤
急性六病证治（纠偏疗法）	里部	里实证	芒硝	调胃承气汤		
		里寒证	生姜	小建中汤	里阴病	桂枝人参汤
		里虚证	白术	五味异功散		
					里部并病	生姜泻心汤

表1-2　慢性三部六病诊断及治疗一览表

	三部	六病与并病	诊断标准	代表方
慢性六病证治（协调疗法）	表部	慢性表阳病	溢脉＋胸胁苦满	调神汤
		慢性表阴病	溢脉＋腹动亢进	桂枝调神汤
		慢性表部并病	溢脉＋胸胁苦满＋腹动亢进	柴桂姜调神汤
	枢部	慢性枢阳病	涩脉＋胸胁苦满	调心汤
		慢性枢阴病	涩脉＋腹动亢进	桂枝调心汤
		慢性枢部并病	涩脉＋胸胁苦满＋腹动亢进	柴桂姜调心汤、柴桂调心汤
	里部	慢性里阳病	聚关脉＋胸胁苦满	调胃汤
		慢性里阴病	长弦脉＋腹动亢进	桂枝调胃汤
		慢性里部并病	聚关脉或合长弦脉＋胸胁苦满＋腹动亢进	柴桂姜调胃汤、柴桂调胃汤
复健疗法	复健疗法是在疾病基本治愈后，进一步巩固疗效、恢复健康的治疗方法。这种疗法常常是以丸、散剂为主要治疗剂型。临床上可以将协调方制成丸药用于慢性病后期的巩固治疗			

附方

（1）麻杏石甘汤：麻黄15g，杏仁12g，生石膏30g，炙甘草10g。

（2）麻黄汤：麻黄18g，桂枝12g，杏仁12g，炙甘草7g。

（3）葛根麻黄汤：葛根30g，麻黄15g，杏仁12g，生石膏30g，炙甘草10g。

（4）葛根汤：葛根30g，麻黄15g，桂枝15g，白芍15g，炙甘草10g，生姜15g，大枣6枚。

（5）玉屏风散：黄芪30g，白术20g，防风10g。

（6）黄芪桂枝汤：黄芪20g，桂枝20g，白芍20g，生姜20g，炙甘草

10g，大枣 6 枚。

（7）大黄泻心汤：大黄 14g，黄连 7g，黄芩 7g。

（8）调胃承气汤：大黄 25g，芒硝 15g，炙甘草 15g。

（9）大黄芒硝汤：大黄 20g，芒硝 15g，枳实 30g，厚朴 20g，白芍 30g。

（10）小建中汤：桂枝 20g，白芍 40g，生姜 20g，炙甘草 12g，大枣 6 枚，饴糖 20g。

（11）异功散：人参 10g，白术 15g，茯苓 10g，炙甘草 10g，陈皮 15g。

（12）桂枝人参汤：桂枝 20g，人参 10g，干姜 15g，白术 15g，炙甘草 20g。

（13）白虎汤：生石膏 30g，知母 20g，炙甘草 8g，粳米 15g。

（14）桃核承气汤：桃仁 20g，桂枝 12g，大黄 25g，芒硝 15g，炙甘草 12g。

（15）大柴胡汤：柴胡 30g，黄芩 15g，半夏 15g，生姜 15g，枳实 15g，白芍 15g，大黄 10g，大枣 6 枚。

（16）理血逐瘀汤：桃仁 20g，桂枝 15g，大黄 15g，芒硝 15g，炙甘草 10g，柴胡 15g，黄芩 15g，半夏 15g，生姜 18g，人参 10g，大枣 6 枚。

（17）黄芩柴胡汤：黄芩 15g，柴胡 15g，白芍 15g，生石膏 30g，竹叶 10g，知母 20g，甘草 10g，大枣 6 枚。

（18）四逆汤：制附子 20g，炙甘草 12g，干姜 10g。

（19）炙甘草汤：炙甘草 25g，生姜 20g，人参 15g，生地黄 30g，桂枝 20g，阿胶 15g，麦冬 15g，枣仁 15g，大枣 20 枚。

（20）附子汤：制附子 15g，茯苓 10g，人参 8g，白术 15g，白芍 10g。

（21）调神汤：生石膏 30g，牡蛎 20g，桂枝 10g，大黄 7g，车前子 20g，柴胡 10g，黄芩 10g，苏子 20g，川椒 7g，党参 20g，炙甘草 7g，大枣 3 枚。

（22）桂枝调神汤：天花粉 20g，牡蛎 20g，茯苓 15g，大黄 6g，桂枝 15g，白芍 15g，川椒 10g，炙甘草 10g，党参 20g，大枣 3 枚。

（23）柴桂姜调神汤：柴胡 20g，桂枝 10g，干姜 6g，黄芩 10g，天花粉 20g，牡蛎 20g，党参 20g，炙甘草 7g，茯苓 15g，大黄 7g。

（24）调心汤：百合 20g，乌药 10g，丹参 20g，郁金 10g，瓜蒌 20g，牡蛎 20g，五味子 10g，柴胡 10g，黄芩 10g，苏子 20g，川椒 7g，党参 20g，炙甘草 7g，大枣 3 枚。

（25）桂枝调心汤：百合 20g，乌药 10g，丹参 20g，郁金 10g，瓜蒌 20g，牡蛎 20g，五味子 10g，桂枝 15g，白芍 15g，川椒 10g，党参 20g，炙甘草 7g，大枣 3 枚。

（26）柴桂调心汤：百合 20g，乌药 10g，丹参 20g，郁金 10g，瓜蒌 20g，牡蛎 20g，五味子 10g，柴胡 10g，黄芩 10g，桂枝 10g，白芍 10g，苏子 20g，川椒 7g，党参 20g，炙甘草 7g，大枣 3 枚。

（31）柴桂姜调心汤：百合 20g，乌药 10g，丹参 20g，郁金 10g，瓜蒌 20g，牡蛎 20g，五味子 10g，柴胡 20g，桂枝 10g，干姜 6g，黄芩 10g，天花粉 20g，党参 20g，炙甘草 7g。

（32）调胃汤：陈皮 20g，白芍 20g，大黄 7g，柴胡 10g，黄芩 10g，苏子 20g，川椒 7g，党参 20g，炙甘草 7g，大枣 3 枚。

（33）桂枝调胃汤：陈皮 15g，白芍 15g，大黄 7g，桂枝 15g，川椒 10g，党参 20g，炙甘草 10g，大枣 3 枚。

（34）柴桂调胃汤：陈皮 20g，白芍 20g，大黄 7g，柴胡 10g，黄芩 10g，桂枝 10g，苏子 20g，川椒 7g，党参 20g，炙甘草 7g，大枣 3 枚。

（35）柴桂姜调胃汤：陈皮 20g，白芍 20g，大黄 7g，柴胡 20g，桂枝 10g，干姜 6g，黄芩 10g，天花粉 20g，牡蛎 20g，党参 20g，炙甘草 7g。

（36）中枢汤：百合 20g，乌药 10g，丹参 20g，郁金 10g，瓜蒌 20g，牡蛎 20g，五味子 10g，陈皮 20g，白芍 20g，大黄 7g，生石膏 30g，桂枝 10g，车前子 20g，柴胡 10g，黄芩 10g，苏子 20g，川椒 7g，党参 20g，炙甘草 7g，大枣 3 枚。

（37）桂枝中枢汤：百合 20g，乌药 10g，丹参 20g，郁金 10g，瓜蒌 20g，牡蛎 20g，五味子 10g，陈皮 15g，白芍 15g，大黄 6g，天花粉 20g，茯苓 15g，桂枝 15g，川椒 10g，炙甘草 10g，党参 20g，大枣 3 枚。

（38）柴桂姜中枢汤：百合 20g，乌药 10g，丹参 20g，郁金 10g，瓜蒌 20g，牡蛎 20g，五味子 10g，陈皮 20g，白芍 20g，大黄 7g，柴胡 20g，桂枝 10g，干姜 6g，黄芩 10g，天花粉 20g，党参 20g，炙甘草 7g，茯苓 15g。

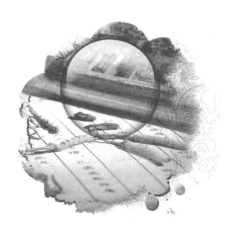

二、急性六病证治
——纠偏疗法

纠偏疗法主要用于急性六病的治疗。所谓急性六病是指病邪（以自然因素六淫为多）侵入人体后，使三部气血发生急性逆偏，发病较急，病情变化快，病程较短，寒、热、虚、实病性明显，表、里、枢病位明确的病症。治疗此类病症，是针对疾病所在病位和病性的寒、热、虚、实，用寒则热之、热则寒之、虚则补之、实则泻之的治疗方法，以纠正病症的寒热虚实，从而治愈疾病。纠偏疗法的诊断以证为主，以脉为辅，参考腹诊，按部定证，据证定性，以性定方，以方定名，即首辨病位（三部），次辨病性（阴阳），再辨方证，治疗时随着证的不断变化而变方。临床辨明六病，辨准方证，单病、单证用单方，合病、合证用合方，方证对应才能治愈疾病。

"三部六病学说"治疗急性六病主要依托《伤寒论》，采用《伤寒论》六病的治疗方。用"三部六病学说"的六病概念去理解《伤寒论》的六病能使临床思维清晰，使复杂的问题简单化、规律化。

（一）表部

1. 表热证

表热证表现为表部机能兴奋、温度升高。

病邪侵入人体，由于机体的正气强盛，将病邪入侵后的部位限制在了表部，并以较足够的正气与病邪展开斗争，企图抗邪外出或就地消灭之。这时，因与病邪斗争的需要，机体将大量的气血供应于表部，从而加强了表部气血的运行和代谢。此时表部表现为机能兴奋，血管扩张，动脉供血增多，代谢增强，温度升高，所以临床表现有发热，脉浮数。在发病初由于病是突发性的，故热也是突发性的，体温在短时间内骤然升高，所以有一个急骤的产热反应。在这个产热反应中会出现恶寒。表部是以肺为中心的，表部热证的重心在肺，所以呼吸系统容易充血而温度升高。因此，呼吸系统的热性炎症是表部热证最多见的病变，热性的咳喘是表热证最多见的症状。

（1）主要症状：发热，脉浮数或咳喘，舌红，苔薄白或薄黄。

（2）治则：辛凉宣泄，清透表热。

（3）治疗代表药：生石膏。

（4）治疗代表方：麻杏石甘汤。

麻黄 15g，杏仁 12g，生石膏 30g，甘草 10g。

治疗表热证的方剂很多，通过临床实践证明此方疗效较佳，确能收到立竿见影之效，故选为代表方，即同功能一类方之代表。麻黄、石膏合用相辅相成，麻黄宣肺平喘帮石膏透热降温，石膏清热的同时抑制麻黄温性之助热。此方总体上是个清透表热的凉性方剂，对表热证的降温和呼吸系统的热性炎症治疗效果很好。

2. 表实证

表实证表现为表部物质多余、代谢不畅。

造成表部实证的主要病因是寒邪。当寒邪侵入人体时，由于机体的正气较旺盛，故将病邪限制在表部而不得深入。此时机体将大量气血调向表部与病邪斗争，所以表部的气血运行增多加快，代谢增强，温度升高，代谢产物增多。但是，由于寒邪致病的特点而使肌表最外层即汗腺和寒热感受器的分布层极度收缩，此层的气血供应减少，汗腺不能向外分泌汗液而造成无汗，肌表蒸发散热的功能不能发挥，大大降低了机体的散热功能而使体温急骤升高。同时，由于肌表的收缩气血供应不足，这一层的寒热感受器得不到气血的充分供应而使表部的恶寒特别严重。尤其是寒热感受器最灵敏的背部恶寒更为严重。这一层的收缩越是紧密体温越高，恶寒越严重。由于蒸发散热的不足，加重了呼吸散热的任务，使呼吸系统出现了代偿散热性喘息。由于汗腺的封闭，汗液几乎不排泄，使表部的大量代谢产物和病邪一起堆积于表部，阻碍表部的气血代谢，同时刺激表部的神经而疼痛，并且使表部的肌肉痉挛收缩加剧了疼痛。头部是大脑所在，所以头颈强痛最为难耐。

（1）主要症状：发热，恶寒，无汗，头项强痛，脉浮紧或咳喘，舌苔薄白。

（2）治则：辛温发汗。

（3）治疗代表药：麻黄。

（4）治疗代表方：麻黄汤。

麻黄 18g，桂枝 12g，甘草 7g，杏仁 12g。

本方以发汗为主，其发汗力很大。它可以使收缩的肌表舒缓，毛细血管扩张，使汗腺得到充分的气血供应而大量排汗，可谓发汗方之冠。此方以温药发汗，似有助热之弊，但通过汗液带走的热要比其所助之热大得多。同时，表部堆积的各种代谢产物及病邪随汗外出，所以一切症状均可随汗而解。服药时一服得汗，止后服，不必尽剂，以免过汗损伤气血。

3. 表阳病

当表热证和表实证同时在表部合并存在时为表阳病。在实践中表热证常常是由表实证发展而成的。表实证初时是以表实为主，稍一发展就会合并表热证，所以表热证与表实证常常合并而形成表阳病。

表阳病发生时其病理是表热证和表实证的两种病理状态在表部同时存在，既有机能兴奋、温度升高，又有物质多余、障碍代谢。表热证增多了代谢产物，表实证堆积了代谢产物。代谢产物与病邪一并成为致热物质，进一步加重了表热证。表热证和表实证互为因果，相互促进使表阳病加重。表阳病的症状也是兼有表热证和表实证的主要症状。

（1）主要症状：发热，恶寒，无汗（或稍有汗），头痛，脉浮或咳喘，舌红，苔薄白或薄黄。

（2）治则：解肌透热。

（3）治疗代表方：葛根麻黄汤。

葛根 30g，麻黄 15g，杏仁 12g，生石膏 30g，甘草 10g。

这个方子是刘绍武先生所创，是在麻杏石甘汤的基础上加了葛根，加强了解肌透热的力量，临床应用很多，效果很好。

《伤寒论》中的大青龙汤（麻黄 36g，杏仁 12g，生石膏 50g，甘草 12g，桂枝 12g，生姜 18g，大枣 3 枚）属于表阳病方，发汗力强，需"一服汗者，停后服"，以防出汗多导致亡阳虚脱。

4. 表寒证

表寒证表现为表部的机能抑制、温度降低。

当病邪侵袭表部时，或因病邪的强盛，或因表部功能虚弱，使表部在与病邪的斗争中处于被动状态。表部的机能被病邪特别是寒邪所抑制，表现为血管收缩，肌肉组织收缩甚至痉挛，气血运行缓慢不畅而供应减少、代谢降低、产热减少、温度降低。由于血循环缓慢量少，代谢产物不能及时运走，与病邪共同堆积于表部，刺激表部的神经，加之肌肉组织的痉挛，所以产生疼痛、伸屈不利。血管的痉挛特别是微小血管的痉挛使微循环量降低，严重时可发生衰竭。因此，就易出现脉细、恶寒、手足冷、肢节痹痛，严重时可出现虚脱性自汗。

（1）主要症状：恶寒，肢节痹痛，手足冷，脉浮细，舌淡红，苔薄白。

（2）治则：发汗解肌。

（3）治疗代表药：桂枝。

（4）治疗代表方：葛根汤。

葛根 30g，桂枝 15g，白芍 15g，生姜 15g，甘草 12g，麻黄 15g，大枣 6 枚。

此方治疗表寒证的应用机会很多，主要适用于肢节痹痛、肌肉痉挛、伸屈不利而无汗的表寒证，临床应用时配合腹诊有腹动亢进则诊断更为准确。若有汗时麻黄要少用或不用或以防风代替；若表寒严重，漏汗不止可用桂枝加附子汤；若脉细、手足厥冷可用当归四逆汤。

《伤寒论》第 31 条："太阳病，项背强几几，无汗恶风，葛根汤主之。"第14条："太阳病，项背强几几，反汗出恶风者，桂枝加葛根汤主之。"项背强几几是项背部的肌肉痉挛强硬不舒服的感觉，由此引申为表部任何部位的肌肉痉挛都可以用葛根汤治疗，如颈部肌肉痉挛引起的颈椎病、中枢神经脱髓鞘病、腰部肌肉痉挛引起的腰椎病等。如果病人汗多或心率快则去麻黄，也可以加羌活、独活、防风。

5. 表虚证

表虚证表现为表部组织松弛、功能降低。

病邪侵犯表部，损害表部组织时，或因病邪过强，或因患者平素表部就虚，使表部的组织松弛而功能降低。表部肌肉组织的松弛表现为全身软弱无力、汗腺松弛造成自汗。因汗液的蒸发能带走热量，而风能够加速汗液的蒸发，所以患者自觉恶风。

（1）主要症状：自汗，恶风，乏力，舌质淡，苔薄白。

（2）治则：补虚固表。

（3）治疗代表药：黄芪。

（4）治疗代表方：玉屏风散。

黄芪20g，白术20g，防风10g。

临床上单独的表虚证比较少见，常常与表寒或其他证合并出现，所以代表方单独使用机会较少而与其他方合用较多。

6. 表阴病

当表寒证和表虚证在表部同时合并存在时为表阴病。

机体出现表寒证时表部机能抑制，气血供应减少，代谢降低。表寒证严重时表部因严重得不到气血的供应而组织松弛，功能降低，或者表部素虚，当出现表寒证时更加重了表虚，这样表寒证与表虚证互为因果而同时存在，形成表阴病。表阴病是表寒证与表虚证同时存在，既有机能抑制、温度降低，又有组织松弛、功能降低，机体表部表现为虚衰的状态，其症状也是表寒证和表虚证的主要症状。

（1）主要症状：自汗恶风，手足冷，肢节痹痛，乏力，脉细或浮弱，舌质淡，苔薄白。

（2）治则：补虚解肌。

（3）治疗代表方：黄芪桂枝汤。

黄芪 20g，桂枝 20g，白芍 20g，生姜 20g，大枣 6 枚，甘草 10g。

这个方子是《金匮要略》上的黄芪桂枝五物汤加甘草减生姜量而成的。黄芪桂枝五物汤主要用于治疗血痹表部不仁，所以不用甘草。今作为表阴病的代表方治疗范围要更大一点，所以把甘草又加到里面。临床宜活用。

表阴病常常是以表寒证为主，所以本方单独使用的机会较少，而与葛根汤合用的机会较多，如治疗风湿痹痛；与当归四逆汤合用的机会也较多，如治表阴病的手足冷。

《伤寒论》中的桂枝汤、桂枝附子汤、甘草附子汤、小青龙汤等为表阴病或表阴里阴合病方，临床可以根据证情灵活选用不同的方剂。

7. 表部并病

表部并病时，常常是既可能有表实的无汗，也可能有表虚的汗出恶风；既可能有表寒的肢节痹痛、项背强，又可能有表热的温度升高。在这种情况下就不能用单纯的发汗或降温，或温经，或敛汗之法治疗，而应该用协调和解的方法治疗。

（1）主要症状：发热，项背强，肢节痹痛，恶风，有汗或无汗。舌红，苔薄黄，脉浮数。

（2）治则：发汗、解肌、退热。

（3）治疗代表方：葛根加石膏汤。

葛根 30g，桂枝 15g，白芍 15g，麻黄 10g，甘草 12g，生石膏 20 克，生姜 20g，大枣 4 枚。

本方治表部并病疗效很好，其代表性很强。临床可根据病情调整药量，如自汗可少用或不用麻黄，热不盛可少用或不用石膏。

（二）里部

1. 里热证

里热证表现为里部机能兴奋、温度升高。

里热证的形成或是外邪直接侵入里部，或是由于表阳病、枢阳病不解或误治传入里部而形成里热证。里热证是病邪的侵犯损害已到里部，邪正斗争的重心到了里部，而里部正气尚强能与病邪抗争，里部呈机能兴奋状态，表现为血管扩张、气血供应增加，以致胃肠内黏膜充血发炎。严重时因斗争激烈，胃肠内外严重充血而发生肠系膜甚至腹膜等的肠外炎症。里部的代谢增高，产热增加而使温度升高，温度的升高使血管、肠管扩张更为严重而使充血发炎加重。同时温度的升高大量消耗机体的水分，所以里热证大多有发热、口渴的症状，由于胃肠黏膜的炎症而见舌苔薄黄。里部的自身排热途径只有大便，而里热证时由于里部吸水功能增强，大便易干难排而多见便秘，所以大量的热需经枢部传到表部排走，因此里热证在发热的同时有自汗出。但由于里部不断产热，所以表部的出汗散热只能使温度维持在一定水平而不能彻底解决发热的问题。

（1）主要症状：发热，自汗出，口渴，苔薄黄或苔黄腻，大便干结或大便少。

（2）治则：泻热通便。

（3）治疗代表药：大黄。

（4）治疗代表方：泻心汤。

大黄 14g，黄连 7g，黄芩 7g。

上三味，以滚开水 300 毫升浸泡半小时去渣，分两次服。或煎 20 分钟取汁，分温二服。

治疗里热证的方剂还有白头翁汤、茵陈蒿汤、黄芩汤等。临床可以根据里热证的具体情况选用不同的方子，但本方代表性强，应用机会也较多。

2. 里实证

里实证表现为里部物质多余、代谢不畅。

里实证形成的途径主要有下列几方面。

第一，里热证时，由于温度升高，水分消耗增加，里部的吸水功能亢进，特别是结肠部位的吸水功能亢进，大量吸走了肠内的水分，把已经变稠的粪便进一步变得干结难以排出，形成里实证。

第二，饮食过量，超过胃肠的消化代谢能力，抑制了胃肠的蠕动而不能按时按量排走，积存于胃肠道而形成里实证。

第三，里热证严重时，有时胃肠内膜甚至肠系膜、腹膜发炎，大量渗出液积存于胃肠甚至腹腔而成为液体多余的里实证。

以上各种原因造成的里实证都是胃肠内的物质不能按时按量代谢排走，积存于里部，进一步形成障碍代谢。

（1）主要症状：不欲食，大便难，腹或胀或痛，或有口臭、口黏。舌苔厚腻，脉沉实。

（2）治则：泻下通便。

（3）治疗代表药：芒硝。

（4）治疗代表方：调胃承气汤。

大黄 25g，甘草 15g，芒硝 15g。

上三味先以水 300 毫升，煮取 200 毫升去渣纳芒硝，再上火煮沸，少少温服，得快利止后服。

治疗里实证的方法和方药较多。方法如灌肠、催吐、洗胃等方法；方剂如火麻仁丸、大小承气汤、大小陷胸汤、瓜蒂散等。但较典型的里实证是以降结肠和横结肠的粪便干结为主要症状，所以选调胃承气汤为代表方剂。

3. 里阳病

当里热证和里实证在里部同时合并存在时为里阳病。

里热证和里实证是亲和力很强的一对姐妹证。出现里热证时，热要消耗大量的水分，促使里部的吸水功能亢进，使里部的内容物特别是降结肠和横结肠的内容物由稀变稠，由稠变硬，由硬变干，形成典型的热实互结。另一方面当里部有多余物质存在时，外邪侵入也容易很快去到里部化热和多余的物质相结而形成热实互结。里部停滞的多余物质与病邪共同被胃肠吸收入血，成了很强的热源物质，进一步促进了里热的加重。里热的加重又加速了内容物的干结。这样里热证和里实证互为因果，互相促进，使里阳病越来越重。尤其是由于高热对大脑的影响和那些吸收入血的热源物质对大脑的刺激，使大脑的功能受到了严重的干扰而出现神昏谵语、循衣摸床等精神方面的症状。里部的热最快最顺利的排泄渠道是大便，但里阳病时大便难，有的四五日至十余日不大便，使热不能排走，热邪由枢部到表部散热，所以表部因蒸发散热而有自汗出。里部积存的干结粪便主要是在降结肠和横结肠，所以会有腹胀、腹痛、不欲食的症状。即使患者自己不言腹痛，医者以手按其腹部时必有压痛，主要是在横结肠和降结肠的部位。

里阳病是里部热实互结，但里实是主要方面，里实不排则里热难去。所以里阳病的治疗急需从大便把里部积滞多余的有害物质排出体外，同时大量的热也可随大便带走，这是治疗里阳病的主要大法。

里阳病的症状是在里热证和里实证的症状基础上，热、实共同作用进一步发展而成的症状。

（1）主要症状：发潮热，或自汗出，大便难，或腹痛，腹部压痛，口渴。舌红，苔黄厚，脉沉实或沉迟。

（2）治则：峻下热实。

（3）治疗代表方：大黄芒硝汤。

大黄 20g，芒硝 15g，川厚朴 20g，枳实 30g，白芍 30g。

上五味以水 800 毫升，煎 30 分钟，加入大黄再煎 20 分钟，去渣纳芒硝，再煎一两沸，分温三服，得利止后服。

本方是刘绍武先生所创，在大承气汤里加入白芍缓解肠管之痉挛，可以使大便易下而不腹痛。

4. 里寒证

里寒证表现为里部机能抑制、温度降低。

当病邪特别是寒邪侵袭里部，或者是表部病、枢部病误治如误汗特别是误下后，严重损伤里部气血，使里部的机能抑制、细胞兴奋性降低、血管收缩、胃肠痉挛，严重时肠外的组织血管如肠系膜及肠系膜血管也收缩痉挛，使里部气血运行缓慢减少、代谢降低、产热减少、温度降低、各种消化酶分泌减少、消化吸收功能减弱。当胃肠呈环形收缩痉挛时，可出现肠蠕动增强而腹痛下利，如蠕动过强或幽门痉挛严重时就会出现呕吐。当胃肠呈纵向痉挛时，胃肠呈强直状态，蠕动减弱而有便秘和腹部压痛，但这种便秘往往是先硬后溏。里寒证最严重时可因胃肠的血管和胃肠系膜的血管痉挛过度而形成梗死性肠坏死。胃肠的机能抑制，吸收功能降低，胃肠道的水液不能正常吸收走，积存于胃肠道易出现吐利。胃痉挛严重时，胃的舒缩功能大大减弱，不能因进食而舒展扩大和因食物的逐渐排空而逐渐缩小，而是因痉挛严重体积变小，进食时不能增大或增大幅度很小，有时进食后特别是进食一点稍冷的食物，胃被刺激加重痉挛反而更加缩小，所以胃的可容量很小。此时患者食欲很低或食欲虽可但食量很少，且食后少顷自觉饱胀难忍，甚者食后欲吐。

总之，里寒证是一个常见证，其临床表现很多很复杂，但病理上总是里部机能抑制、温度降低、消化吸收功能降低。

（1）主要症状：食少纳呆，腹痛时作，喜温喜按，腹动亢进，或吐或利。舌淡，苔白，脉细弦无力。

（2）治则：温里散寒。

（3）治疗代表药：生姜。

（4）治疗代表方：小建中汤。

桂枝 20g，甘草 12g，大枣 6 枚，白芍 40g，生姜 20g，饴糖 20g。

上药以常规方法煎取汁后，去滓纳饴，更上微火消解，分温三服。呕者去饴糖。

治疗里寒证的方子还有吴茱萸汤、甘草干姜汤、大建中汤等，可根据情况选用，但小建中汤比较具有代表性。此方在温里的基础上，不仅有甘草、饴糖可缓解里部的痉挛，而且有大量的白芍加入温药中，大大加强了缓解里部痉挛的作用，所以此方治里寒腹痛效果很好。

5. 里虚证

里虚证表现为里部组织松弛、功能降低。

当病邪直接侵入里部，或表部、枢部病不解传入里部，或因误治特别是过汗和误下时使里部的气血大量丢失，从而使里部组织松弛、收缩无力、功能降低。

里部胃肠组织的松弛无力，使得其蠕动减弱，无力推动内容物向前运动而不能按时排空，内容物较长时间地停留在胃肠内。停留的内容物发酵产气，所产的气体也不能及时排走，与内容物共同积存于胃肠内使松弛的胃肠扩张变粗，从而使腹部膨胀。所以里虚证的一个常见症状就是自觉的腹满和检查所见的腹胀及叩诊的鼓音。胃里的排空不畅易见嗳腐吞酸，小肠的排空不畅易见腹胀，结肠的排空不畅易见便秘。患者的食欲也会大大降低。

里虚证的临床表现很多，但总以胃肠松弛无力、蠕动减弱、排空不畅、消化功能降低为其基本病理状态。

（1）主要症状：食少纳呆，腹胀满，嗳腐，便溏或便秘。舌质淡，苔薄白，脉细弱。

（2）治则：益气补虚。

（3）治疗代表药：白术。

（4）治疗代表方：异功汤（散）。

人参 10g，白术 15g，茯苓 10g，陈皮 15g，甘草 3g。

煎服禁忌按常规。

此方以恢复胃肠张力为主，以陈皮促进胃肠蠕动，进而促进排气排便。因胃肠已无痉挛急迫之象或有也很轻微，所以甘草应少用或不用。

6. 里阴病

当里寒证和里虚证在里部同时合并存在时为里阴病。

里阴病主要是里寒证的气血供应减少、温度降低和里虚证的组织松弛、收缩无力同时合并存在，腹腔呈一派虚寒状态。此时里部温度偏低，遇寒更甚。各种消化酶分泌减少，消化吸收功能降低，饮食物得不到充分消化，甚者可见下利清谷。胃肠蠕动无力，饮食物不能及时消化排走而积滞胃肠内发酵产气出现腹胀。里部呈消化、吸收、排泄功能低下的状态。吸收功能特别低时，肠内水液很多，腹诊时可听到振水音或触及水泛波，这时胃肠虽蠕动无力，但水性滑下也多下利。

（1）主要症状：腹满，或吐，或利，时腹自痛，腹动亢进，食不下。舌质淡嫩，苔薄白或水滑，或舌体胖大有齿痕，脉沉细无力或细弦。

（2）治则：温里散寒，补虚益气。

（3）治疗代表方：桂枝人参汤。

桂枝 20g，甘草 20g，白术 15g，人参 10g，干姜 15g。

煎服禁忌按常规。

治疗里阴病的方剂很多，桂枝去桂加茯苓白术汤、苓桂术甘汤、五苓散、茯苓甘草汤、桂枝加芍药汤、理中丸、厚朴生姜半夏甘草人参汤、旋覆代赭石汤、真武汤等都属于治疗里阴病的方子，临床需根据不同的方证选用。

本方是理中汤加桂枝而成的，加重了温里驱寒的作用，用药量较重，临床病轻时酌情减量，特别是甘草，里虚证较突出时应少用或不用。

7. 里部并病

里部并病是胃肠系统内非阴非阳，寒热虚实混杂存在的模糊病理状态。常见的情况是同时存在排气不利、心下痞硬的里虚，胃里有未消化的宿食而干噫食臭的里实，胃肠痉挛吸收不良导致的积有水液、腹中雷鸣、腹痛下利的里寒，胃肠黏膜发炎、胃中不和、烧灼的里热等。胃肠功能呈一派极度紊乱的模糊状态。

（1）主要症状：胃中不和，心下痞硬，干噫食臭，肠中有水气，腹中雷鸣，腹痛下利。舌红，苔黄腻，脉沉细或细数。

（2）治则：协调里部。

（3）治疗代表方：生姜泻心汤。

生姜 25g，甘草 18g，人参 12g，干姜 10g，黄芩 15g，半夏 15g，黄连 8g，大枣 6 枚。

上药以水 1000 毫升，煮取 600 毫升，去滓，再煮取 500 毫升。分温三服。用药禁忌按常规。

这个方子治里部并病疗效很好，很有代表性。《伤寒论》的半夏泻心汤、黄连汤、甘草泻心汤、乌梅丸、干姜黄芩黄连人参汤均属于治疗里部并病的方子，临床可以据方证选用不同的方子。

（三）枢部

枢部是以心脏为中心的心血管系统即血液循环系统，包括淋巴系统。枢部是贯穿于全身而又相对独立的一个系统，所以枢部的病理表现也是通过表部、里部和自身来反映。

1. 枢热证

枢热证是枢部的机能兴奋、温度升高。

27

枢热证或是由病邪直接侵入枢部，或是从表阳病传变而来。此时或因病邪力量较弱，或因枢部的正气较旺，枢部对病邪的斗争呈积极主动的阳性反应。首先是心脏的阳性反应，表现为包括窦房结、传导系统在内的心脏所有的细胞兴奋性增高，心跳加快，心肌收缩力增强，心排血量增加。在外周则可见血管扩张、血循环加快、循环量加大，使全身的气血供应增加、代谢增强、温度升高。由于全身内外的温度升高，使血液的温度也升高。可以这样说，在表热证时温度升高只在表部即机体的外层，血管内的血液的温度还没有完全升高，表部升高的温度从表部就散走了。若表部一直发热不退时，就要影响到血液，血液的温度就逐渐升高，这就是表热已向枢部内传。当枢部的温度也升高到与表部一样时，全身内外的温度一样高而以枢部为重心，这就是全身的热证了。枢热证的重心是血液温度升高，使全身内外上下所有组织和器官的温度都升高。全身所有组织、器官都有动脉性充血，代谢增加，物质消耗增大。特别是大脑由于充血、高温而内压增高，所以出现头晕甚至昏迷谵妄、烦躁不安，由于高热消耗大量水分，加之为了散热而大量出汗，水分的消耗会很大，因此口渴是一个突出的症状。如果血液的温度一直很高，动脉供血量很大，外周充血一直严重就易引起出血，如衄血。当这种热在某一局部组织器官积聚严重，或某一局部组织器官因先天因素抵抗力不强时，这样组织器官就会被严重损害而发炎，这种情况下的局部热可以称之为火。

（1）主要症状：发热，口渴，自汗，烦躁。脉洪数。

（2）治疗代表药：生石膏。

（3）治则：清热滋阴。

（4）治疗代表方：白虎汤。

生石膏 30g，知母 20g，甘草 8g，粳米 15g。

煎服禁忌按常规。

枢热证实际是一个以枢部为重心的全身性的热证。所以治疗时必须用能对全身清热降温的方药。生石膏是一味中枢性清热降温药，能镇静体温中枢使体温调定点恢复正常而退热。因此白虎汤是治枢热证的一个代表性很强、效果很好的方子。若是以局部的炎症为突出的热证表现，可采用清局部火毒的方药。

2. 枢实证

枢实证表现为枢部物质多余、代谢不畅。

枢部是以心脏为中心的血液循环系统并包括淋巴系统，所以其物质多余、代谢不畅也是发生在血液系统和淋巴系统。

（1）血液系统的实证。一方面枢热证发生时大量的动脉性充血本身就是实证，另一方面大量的病邪存在于血液中损害着所有的血管并通过血液循环散播于全身，损害着全身的细胞、组织、器官，特别是对心、脑、肾的损害更为危险。在损害血管方面，最容易损害的是那些血管壁薄而脆弱的毛细血管，损害严重时可使血管破裂而出血。轻者只是造成一些黏膜出血如鼻衄，重者可见皮下出血甚至内脏出血，如肾出血而见尿血。从全身的部位看，盆腔的血管丰富且弯曲度大，又受上腹部脏器的压迫，所以盆腔的血液循环阻力较大、速度较慢，容易充血乃至瘀血。这就便于病邪的积聚而损害盆腔的血管乃至组织器官。因此，当枢部血液系统发生实证时下腹部的症状明显。少腹急结是一个最易见的症状，腹诊时以手按压下腹部，腹肌紧张抵抗力强且压痛明显。在损害全身组织器官方面，哪一个组织器官抵抗力、耐受力弱（这与先天因素、后天调养及误治有关），哪个组织器官的损害就严重，最可怕的是对心、脑、肾的损害。对心脏损害严重易出现心脏衰竭，对肾脏损害严重易出现肾脏衰竭、尿毒症，对大脑损害严重易出现脑压升高、剧烈头痛、神昏谵妄甚至脑瘫。

对严重的血液内的实证必须及时将血液内的毒物清除出体外，否则后果很严重。枢部是一个相对密闭的系统，与外界不直接相通，要排除其病毒物还需借助里部和表部从大便、汗及尿排走，以大便效果最快且排出量最大。所以在治疗时以泻大便为主要方法。最具有代表性的方剂是桃核承气汤。

1）主要症状：少腹急结，或大便不通。舌质紫暗，苔黄腻，舌下静脉瘀曲。

2）治则：泻下逐瘀。

3）治疗代表药：桃仁。

4）治疗代表方：桃核承气汤。

桃仁 20g，桂枝 12g，大黄 25g，芒硝 15g，甘草 12g。

上五味，以水 1000 毫升，先煮三味取 600 毫升，再入大黄煮取 400 毫升，去滓，纳芒硝，更上火微沸，下火。饭前服 100 毫升，日三服。

此方要不失时机地应用。当病毒对机体虽损害严重，但正气尚未严重虚衰时要及时应用。若出现脏腑衰竭时则不宜使用或视情况与他药合用。

桂枝茯苓丸、抵当汤、当归芍药散等也属于治疗枢实证的方剂。

（2）淋巴系统实证。其特点是由其生理功能所决定的。病邪侵犯机体后大量的淋巴细胞与病邪斗争并将病邪吞噬，同时淋巴细胞也死亡。这些淋巴细胞和已死亡或未死亡的病邪大量地沿淋巴管向心脏回流，这样淋巴系统内就会有大量的淋巴细胞和病邪壅塞而形成淋巴系统的实证。特别是横膈上下，全身的淋巴液都向这里回流，所以这里的壅塞也最严重。因此这里会出现胸胁苦满甚至心下急。腹诊时以手指沿肋骨弓下向肋骨弓内按压，会有明显的肌紧张和抵抗感，患者也会有自觉的胸胁苦闷、郁郁微烦、不欲饮食的症状。治疗时急需解除淋巴管的痉挛，将淋巴管疏通，并从大便将病邪排走。具有代表性的方子是大柴胡汤。

1）主要症状：胸胁苦满，口苦口干，或大便不通。舌红，苔黄厚腻，脉弦。

2）治则：理气解郁，通便泻实。

3）治疗代表药：柴胡。

4）治疗代表方：大柴胡汤。

柴胡 30g，黄芩 15g，半夏 15g，生姜 15g，枳实 15g，大黄 10g，白芍 15g，大枣 3 枚。

煎服禁忌按常规。

（3）血液系统与淋巴系统的实证同时存在。这种情况临床上也常常出现，治疗时需两方兼顾。

1）主要症状：胸胁苦满，少腹急结，口干口苦，或大便不通。舌质紫暗，舌下静脉瘀曲，苔黄腻。

2）治则：理气解郁，泻下逐瘀。

3）治疗代表方：理血逐瘀汤。

柴胡 15g，黄芩 15g，半夏 15g，生姜 18g，人参 10g，桂枝 15g，桃

仁 20g，芒硝 15g，大黄 15g，甘草 10g，大枣 6 枚。

煎服禁忌按常规，大黄应后下，芒硝应煎汤去滓后再上火微沸。

本方是刘绍武先生所创。将小柴胡汤和桃核承气汤合在一起，治疗枢部的实证很好，具有代表性。以上三方可根据情况活用。

3. 枢阳病

当枢热证和枢实证在枢部同时合并存在时为枢阳病。

枢阳病的病理特点是既有枢热证的机能兴奋、温度升高，又有枢实证的物质多余、代谢不畅，而且往往互为因果。枢热证时全身的组织器官充血、温度升高而易于被病邪损害，组织器官的损害又产生许多病理产物和病邪一起堆积于血液和淋巴液中。这不仅加重了枢部的实证，而且作为致热物质也使热证更为严重。

在枢部血液循环中，肺脏的血循环量最大，因为在每一轮的循环中所有的血液都要在小循环中经过肺脏。所以，发生枢阳病时肺脏的充血最严重，高温的血液给肺脏带来的热就比别处多，这样胸腔的温度就比别处高。心脏也在胸腔，因此胸满、胸中热烦是常见的症状。同时肺部的充血不仅损伤肺脏，而且也给肺脏带来了较多的病邪，而肺脏又与外界相通，外界的病邪也时时侵犯肺脏，因此肺脏易被损害而发生咳血。

发生枢阳病时，由于全身的代谢增高，代谢产物增多，这些代谢产物和病邪的一个自然排泄途径是小便。但是枢阳病对水的消耗很大，尿量反而减少，所以尿液就会浓缩而呈黄色甚至赤色。同时这些代谢产物对舌产生味觉刺激而感到口苦。

（1）主要症状：胸中热烦，胸满，咽干，口苦，小便黄赤。舌红，苔黄，脉弦数。

（2）治则：清热解郁。

（3）治疗代表方：黄芩柴胡汤。

黄芩 15g，柴胡 15g，白芍 15g，生石膏 30g，竹叶 10g，知母 20g，甘草 10g，大枣 6 枚。

煎服禁忌按常规。

此方是刘绍武先生所创。临床应用时可根据热和实的孰轻孰重调整用量。

4. 枢寒证

枢寒证表现为枢部机能抑制、温度降低。

当病邪特别是寒邪侵犯枢部时，或因病邪的强度大，或因枢部平素气血不足，枢部的机能被病邪所抑制，呈一派阴性反应。有时也可由于误治如过汗、过下、过清等，使枢部的气血受到严重损伤而造成枢寒证。

发生枢寒证时枢部的机能抑制首先表现为心脏机能的抑制。心脏所有的细胞兴奋性降低，心肌及心脏的血管都呈一定的寒性痉挛状态，心肌收缩不良，心率减慢，每搏输出量和每分钟输出量都减少，心脏呈一种寒性的衰竭状态，有时也会出现代偿性心跳加快，这是心脏衰竭进一步加重的表现。此时心脏的收缩更不良，而且由于不应期时间的缩短，静脉回心血量减少，所以每搏输出量更少。在外周由于寒邪的作用，血管也处于纵性痉挛状态而脉呈弦象，血流不畅。心肌收缩无力，血流不畅，血管内尤其是动脉内血流不足而脉沉。由于整个心血管系统的机能被抑制，全身的气血供应不足，全身的代谢降低，产热减少，所以全身的温度偏低，全身都呈寒证状态。因此，患者全身都感觉恶寒，特别是冷热感受器较敏感的背部恶寒尤重，在末梢由于气血供应更不足故温度更低而见手足冷。

（1）主要症状：背恶寒，手足厥冷。舌质淡，苔白润或黑润，脉微细欲绝。

（2）治则：温阳散寒。

（3）治疗代表药：附子。

（4）治疗代表方：四逆汤。

制附子 20g，甘草 12g，干姜 10g。

上药制附子先煎一小时，再与他药以水 1000 毫升，煮 90 分钟，去滓，分三次服。煎服禁忌按常规。

附子对全身所有的细胞都有兴奋作用，而对心肌细胞特别是窦房结细胞的兴奋作用尤为明显，所以是治枢寒证、强心阳最好的一味药，临床上可根据病情调整用量。现在用的都是制过的附子，乌头碱含量已很低，但为了安全在用量较大时应将附子先煎 1～2 小时，进一步将乌头碱水解破坏，这样并不会降低疗效。

5. 枢虚证

枢虚证表现为枢部组织松弛、功能降低。

当病邪直接侵犯枢部特别是心肌而损害心肌，或因误汗、误下使枢部的气血大量丢失而心肌能量供应不足，或因长时间的高热严重地消耗能量使心肌的能量供应不足时，则会造成以心肌收缩无力为主的枢虚证。

枢虚证的病理主要是两方面：一方面，供应心肌的能量不足，如由于气血丢失过多使枢部的血容量不足，或因高热对气血的消耗过多或其他原因（如出血）使气血严重不足时，不仅全身的气血供应不足，更重要的是枢部自身的气血供应不足，主要是心脏。心脏自身的供血不足，使心肌组织松弛、收缩无力而功能降低。另一方面，由于病邪直接侵犯心脏损害心肌，使心肌的组织结构受到损害发炎而松弛、收缩无力。这两方面的核心是心肌收缩无力，从而使心脏的泵血功能降低，每搏输出量降低。这时心跳会代偿性地加快，但是心跳越快心肌越得不到休息而更疲乏无力。在外周由于能量不足，血管组织也松弛而弹性降低，使血管容易扩张。由于小血管和毛细血管的扩张，使大量的血液瘀积于外周，造成组织器官瘀血而大血管血液减少，有效循环量降低。此时容易血压下降、脉虚软无力、心慌气短，甚至出现心律不齐而有结代脉和涩脉（大小不等、快慢不等、有力无力不等）。涩脉的形成是由于心肌收缩无力时心脏努力代偿，故心肌收缩时而有力时而无力，此次有力彼次无力，或偶尔停跳休息。

（1）主要症状：心动悸，短气，动则加重。舌质淡紫，苔薄白，脉涩或结代或沉细数无力或浮大无力而数。

（2）治疗代表药：人参。

（3）治则：补虚强心。

（4）治疗代表方：炙甘草汤。

炙甘草 25g，生姜 20g，人参 15g，生地黄 30g，桂枝 20g，阿胶 15g，麦冬 15g，酸枣仁 15g，大枣 20 枚。

上药常规煎煮，去滓，纳阿胶烊化，分温三服。煎服禁忌按常规。

本方是《伤寒论》中的方子，刘绍武先生应用时把麻仁换成酸枣仁，取其安神止悸之功。煎煮时刘绍武先生用黄酒与水混合煎，比例为 1:2，供参考。

人参能加强全身所有肌肉组织的收缩力而对心肌尤其有特效，党参次之。此方一方面加强心肌收缩力而恢复心脏功能，并加强外周血管的弹性而使血液循环恢复正常；另一方面能较快地增加血容量而使有效循环量增加，使枢虚证得到治疗。

6. 枢阴病

当枢寒证和枢虚证同时在枢部合并存在时为枢阴病。

枢阴病从病理上既有机能抑制、温度降低，又有组织松弛、功能降低。病理的重心在心脏，既有心脏细胞反应性降低，又有心肌收缩无力。这样就使心脏功能降低，全身供血量减少。外周由于血管的充盈度不足而脉易见沉细微或涩。末梢微小血管痉挛变细而出现组织缺血。所以发生枢阴病时全身呈虚寒状态。表部见恶寒肢冷，里部见腹满下利，枢部见短气脉沉细或涩。

（1）主要症状：背恶寒，心动悸，短气，动则加重。脉涩或沉细数无力或浮大无力而数。

（2）治则：温阳强心。

（3）治疗代表方：附子汤。

制附子 15g，茯苓 10g，人参 8g，白术 15g，白芍 10g。

上药先煎制附子 1～2 小时，再与他药按常规煎煮，分温三服。用药禁忌按常规。

附子汤是治枢阴病的一个很好、很有代表性的方子。附子和人参同用对心脏的寒与虚治疗作用很强。临床应用时可根据病的轻重及寒和虚的偏轻偏重适当调整二药各自的用量。

7. 枢部并病

当病邪侵犯枢部而形成并病时，由于枢部外通表部内贯里部，所以从病理和症状上不仅有枢部的表现，而且有里部和表部的表现。在里部有里寒而见心烦喜呕、默默不欲食，在枢部既有热实的口苦、胸胁苦满，又有虚证的心悸，在表部有寒热往来。寒热往来是枢部并病的一个特有症状。这个症状虽表现于表部，但其根源在枢部和里部。发热是正气与病邪斗争的表现，枢部并病时里部虽然虚寒但还不很严重，还能为枢部提供一定的正气与病邪对抗，但又不能提供足够的正气以战胜病邪。同时枢部也是实、热、虚并存，本身战胜病邪就有困难，加之里部不能提供足够的正气，所以从整体看正气与病邪处于一种似能敌而不能胜的状态。当机体组织力量与病邪激烈斗争时，就会出现寒战高热，但最终没能战胜病邪而机能又被抑制，这时又会热退而有微恶寒的虚寒表现。总之，枢部并病时，三部都有模糊的病理状态。从这个意义上讲，枢部并病是整体并病。

（1）主要症状：胸胁苦满，心烦喜呕，寒热往来，心悸。舌红，苔黄，脉弦。

（2）治则：协调枢部。

（3）治疗代表方：小柴胡汤。

柴胡 30g，黄芩 15g，人参 10g，生姜 15g，半夏 15g，甘草 15g，大枣 6 枚。上药以水 1200 毫升，煮取 700 毫升，去滓再煎取 400 毫升，分温三服。用药禁忌按常规。

小柴胡汤是治枢部并病最好的一个方子，也是协调整体的一个很好的方子。服药后可能有一点恶寒的感觉，甚至可能出现战汗，这是机体协调后正气渐旺，与病邪斗争并胜之的表现。

（四）急性六病发热的机理

临床上急性六病（三阳病、三阴病）十二证（三部的寒、热、虚、实证）及三部的并病都可能出现发热，在前面主症的叙述中有的提到发热，有的没有提到，尤其是三阴病的主症中提及发热的较少，其实阴病发热临床并不少见，只是发热不是阴病的主症和必见之症故未列入。阳病发热容易理解，三阳病是实热证，其病理为阳性反应，机体有足够的正气与病邪抗争而出现发热，故为真热。表阳病发热伴恶寒、无汗、脉浮；枢阳病发热不恶寒而恶热、汗出、口渴、烦躁，甚至神昏谵语；里阳病发热也是发热不恶寒而恶热、汗出、口渴，但伴有便秘、腹部压痛，舌苔黄厚燥甚至发黑起芒刺，严重者同样会出现神昏谵语。三阴病是虚寒证，其病理为阴性反应，机体各部分不同程度地被病邪抑制而出现衰败现象。机体也和病邪抗争，但其气血力量明显不足，所以三阴病正气的衰败即虚寒是疾病的主要方面，发热便成了假性的现象。三阴病发热是假热，往往是疾病较严重的表现，其共同点是表热里寒，表部温度越高，里部温度最低点越低，所以患者往往喜热恶寒，体温虽高而自己可能没有热感。一般不会 24 小时持续发热而多有间歇，外热越高，里寒的本质越重，热度越高越难诊断。在病情严重、表热特别高时会出现烦躁，但这种烦躁不是阳病发热的因热而烦躁，而是心阳衰微、心力衰竭的烦躁，是心烦意乱、惊恐不安。当疾病发展到极点时，表部的温度也下降，此时生命将休矣。

三阴病严重时，从症状上虽然有较明显的区别，但从病理上很难截然区分清楚。由于三部之间生理上互相依存，所以病理上相互牵连，三阴病严重时常常是以某部为重点的整体虚寒。

表阴病时，正邪斗争的部位定于表部，但由于里部或枢部处于虚寒状态，没有足够的气血供应表部，表部的正邪斗争处于劣势，故表阴病发热伴有汗出、恶风，且热度不高，常波动于 38℃ 左右，同时难以持续，一般表现为时热时不热的形式。

发生里阴病和枢阴病时，里部组织和血管均收缩痉挛，尤其是腹主动脉及其周围组织的痉挛使里部气血运行的阻力增大，里部气血的循环量减少而将气血逼向了表部，三部的温度从表部到里部呈倒梯形降低，里部温度降低到正常值以下，人体的重要脏器气血供应不足，机能抑制，代谢降低，温度降低。为了维持正常的生理功能，机体就会挖掘潜力提高机体的温度，并企图战胜病邪。由于表里温度的差别，当内脏温度提高到正常值时，表部的温度就很高而发热。这时机体又因内脏温度达到正常，同时也由于提高温度消耗了一定的气血而降低温度，所以表部的温度也会降低至正常，因此里阴病和枢阴病发热不会持续高，不经治疗也会降到正常。但时间稍长里部的温度又下降，机体又努力提高温度，故发热时发时止，机体的温度时高时低，如此恶性循环，反复消耗气血，最终机体衰竭，表部的温度也升不起来了，生命也就终止了。

里阴病和枢阴病的发热，只是在表部，里部和枢部的本质是虚寒，温度反而降低，所以治疗必须温里，使里部和枢部的机能兴奋，痉挛的组织血管得到缓解，血流量增大增快，代谢增加，温度提高，被逼向表部的气血返回里部，里部不寒，表部也不会再热，也就是说只有通过温里，里阴病和枢阴病的发热才能痊愈。

三、慢性六病证治
——协调疗法

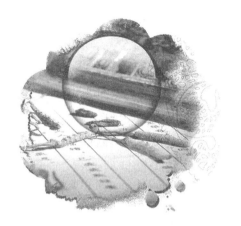

  协调疗法主要用于慢性六病的治疗。所谓慢性六病是指在病因（以情志因素七情为主）的作用下，三部气血长期地、反复地、较规律地、固定地处于一种不协调状态，使机体长期地处于此处热彼处寒、此处虚彼处实的病情变化不大的病理状态。这类病症从病位和病性上都比较模糊，只是在这种状态下哪部的哪个病表现较突出，就定为哪部的哪个病。在治疗这类慢性病时，要诊断清这个病的慢性气血逆偏的较规律固定的状态形式，制定好相应的方药，较长时间地一直服下去，使这个较规律固定的气血不协调状态逐渐恢复正常而使疾病痊愈。

  协调疗法的诊断是以四脉（溢、聚、涩、韧四脉）为主，腹诊为辅，兼参症状，"四脉定位，腹诊定性"。治疗时要定证、定方、定疗程，一方到底，根据兼有症状适当加兼药。

  刘绍武先生深入研究《伤寒论》，旁触诸医百家及现代医学，在传统脉学的基础上总结出"溢、聚、涩、韧（长弦）"四脉作为慢性病的诊断依据，用于临床简便易学，规律准确，是应用协调疗法的核心诊断标准。

  溢脉：即上鱼际脉，寸口脉在腕横纹以上可以摸到。甚者脉充皮下，可见其搏动，直达手掌大鱼际，严重者可呈豆状或蚯蚓状。

  上鱼际脉的出现，说明气血逆亢，偏走于上，提示患者性格刚强、脾气急躁，至少在三年以上的时间内心情不畅，对自己的性格采取压制态度，能用理智克制自己冲动的性情。思维的冲动导致大脑皮层的功能失调，引起自主神经功能紊乱，出现交感神经的兴奋，使腹腔内血管处于收缩痉挛状态，更使气血偏走于上。长期的急躁、愤怒、争强好胜而事与愿违、过度紧张、长期熬夜都可以逐渐使气血逆亢偏走于上而形成上鱼际脉。

聚脉：即聚关脉，寸口脉关脉独大，甚者如豆，搏动明显，高出皮肤，寸、尺相对较弱，脉搏显于关部。

聚关脉的出现，说明气血郁滞于中。提示患者心中多有隐曲，因一些挂心之事，不能言之于口、告之于人，反复思虑导致自主神经功能紊乱引起迷走神经张力增高而形成。长期的郁闷、悲哀、忧愁、心胸苦闷、心理承受能力较差、思虑过度都可以使气血运行缓慢郁结而形成聚关脉。

涩脉：寸口脉搏动大小不等、快慢不等、有力无力不等，包括结、代、过快、过慢、时快时慢（即现代医学的早搏、心动过缓、心动过速、房颤等各种心律不齐）。

涩脉的出现说明全身气血紊乱，标志着心脏功能的降低和有效循环血量的减少。患者长期受到精神刺激、过度紧张，特别是悲哀忧愁、思虑过度或劳力劳神过度及饮食不节，如暴饮暴食、烟酒过度等，导致大脑皮层的功能紊乱，波及自主神经，引起心脏功能紊乱，抑制心脏的传导系统，使心肌收缩力和传导速度受到干扰，或因失血、病毒感染等因素而致心脏失去正常的功能而形成涩脉。

韧脉：即长弦脉，以右尺多见，脉管见弦而长、超出尺部向后延续数寸，脉跳弦紧有力。

韧脉的出现说明寒凝于下，往往是曾患痢疾、肠炎未彻底治愈，或者平素嗜食生冷，致使大量寒湿性黏液积于肠内，尤其是结肠袋的皱褶处由于升结肠的蠕动是由下而上，违反地心吸力，黏液不能顺利排走，而积聚升结肠内。时常腹中雷鸣，辘辘有声，黏液毒素潴留，微量被吸收入血，顺血循环而逐渐沉积于脉管壁上，年复一年，使血管壁变厚、变硬，进而呈现长弦而形成此脉，此类患者多有十年左右的慢性消化道病史。更有甚者，肠内黏液滞留，天长日久，被吸收入血而显于皮肤表面，皮肤萎黄、晦暗无光泽，颜面则出现色素沉着。

（一）表部

1. 慢性表阳病

慢性表阳病是在整体气血不协调的基础上，以表部实热为突出表现的慢性病理状态。

慢性表阳病基本病理是上热下寒而以上热为主要矛盾，就是以气血运行偏走于上为主要矛盾，以头部为主的上部气血运行增多而呈充血状态，这种状态可以称为气血逆乱。由于这种病理是慢性发生的，所以虽然上部的机能兴奋，温度升高，但病人没有发热现象，头部往往耐寒。这一类人往往体格壮实，嗜酒贪食，食量较大，性格急躁易怒，争强好胜，或长时间处于过度紧张状态。

（1）主要症状：头晕，头痛，失眠或嗜睡，心烦，急躁，易怒，烘热阵汗或头汗，多梦，耳鸣耳聋，眼痛，记忆力减退，口渴口苦，便秘，手臂麻木，精神不安或错乱、呆滞等。

（2）易患病：脑血管病、高血压病、眼病、耳病、颈椎病、鼻病、精神病、神经系统疾病。

（3）诊断标准：上鱼际脉（实而有力）+胸胁苦满。

（4）治则：协调上下，平衡气血。

（5）代表方：调神汤。

生石膏 30g，牡蛎 20g，桂枝 10g，大黄 7g，车前子 20g，柴胡 10g，黄芩 10g，苏子 20g，川椒 7g，党参 20g，炙甘草 7g，大枣 3 枚。

2. 慢性表阴病

慢性表阴病是在整体气血不协调的基础上，以表部虚寒为突出表现的慢性病理状态。表部虚寒，气血供应不足，而重点是机体的下部，以盆腔以下为主。由于三部的虚寒往往同时出现，所以慢性表阴病单独出现的较少。也可以这样理解，慢性表阴病是在三部虚寒、气血运行较弱的基础上机体的气血运行仍处于上多下少、上部充血下部痉挛的状态而以下少为主要矛盾。这一类人大多身体修长，贪食生冷，多愁善感，敢怒而不敢言。

（1）主要症状：腿冷，腿疼，腰冷，腰疼，腰腿软弱，心烦，失眠，口渴，头晕，恶心，妇人宫冷、不孕、痛经、带下、月经不调，男子阳痿、遗精等。

（2）易患病：腰椎病、颈椎病、脑动脉硬化、耳病、眼病、下肢病、妇科病、崩漏、不孕不育、前列腺炎。

（3）诊断标准：上鱼际脉（浮而无力）＋腹动亢进。

（4）治则：温调表部，平衡气血。

（5）代表方：桂枝调神汤。

天花粉 20g，牡蛎 20g，茯苓 15g，大黄 6g，桂枝 15g，白芍 15g，川椒 10g，炙甘草 10g，党参 20g，大枣 3 枚。

3. 慢性表部并病

慢性表部并病是在整体气血不协调的基础上，表部实热与虚寒不能明显区分而更加模糊的慢性病理状态。

（1）主要症状：表阳病与表阴病的各种症状均有可能出现。

（2）易患病：表阳病与表阴病的所见病均有可能出现。

（3）诊断标准：上鱼际脉＋胸胁苦满＋腹动亢进。

（4）治则：平调表部。

（5）代表方：柴桂姜调神汤（用于寒偏重者）。

柴胡 20g，桂枝 10g，干姜 6g，黄芩 10g，天花粉 20g，牡蛎 20g，党参 20g，炙甘草 7g，茯苓 15g，大黄 7g。

慢性表部病的诊断依据是上鱼际脉即溢脉。溢脉的出现说明人体的气血偏走于上、偏走于表，机体处于上偏热下偏寒的状态，无论西医诊断是什么"病"，只要脉诊出现溢脉，就可以结合腹诊分别选用调神汤、桂枝调神汤、柴桂姜调神汤来协调上下、平衡气血，使人体的气血达到动态的平衡状态而疾病自然痊愈。

（二）里部

1. 慢性里阳病

慢性里阳病是在整体气血不协调的基础上，以里部实热为突出表现的慢性病理状态。

慢性里阳病一般有长期的慢性病理过程，往往也是一个整体疾病。多由精神刺激、抑郁、悲哀、忧愁过度使机体的兴奋性降低，胃肠、心血管、淋巴管及各种组织发生抑制性痉挛，气血运行缓慢，各种生理活动迟缓，形成气血在组织中的郁滞状态即气血郁结。这种状态以中部胃肠系统最严重，以横膈上下为重点和中心，主要涉及胃、肝、脾、胆、胰、膈、胸腔、心、肺等。长期的气血郁结，最初导致组织器官的功能性病变，久则由量变到质变形成某组织、某器官的器质性病变。

（1）主要症状：胸胁满闷疼痛，食欲不振，善太息，健忘，胃脘胀痛，情绪低落，咽塞，心烦。舌暗，苔厚。

（2）易患病：一切胃病、肝病、胆病、胰病、肺病、心脏病，乳腺增生，各种癌症。

（3）诊断标准：聚关脉（大而有力）＋胸胁苦满。

（4）治则：理气解郁。

（5）代表方：调胃汤。

陈皮 20g，白芍 20g，大黄 7g，柴胡 10g，黄芩 10g，苏子 20g，川椒 7g，党参 20g，炙甘草 7g，大枣 3 枚。

2. 慢性里阴病

慢性里阴病是在整体气血不协调的基础上，以里部虚寒为突出表现的慢性病理状态。

慢性里阴病的病位重点是中下腹部，此部位的组织、器官长期处于寒性痉挛状态，气血运行很慢很少，造成组织器官的机能抑制，功能低下，形成气血凝滞的病理状态。由于里部尤其是大小肠长期处于痉挛状态，蠕动减慢减弱，吸收功能降低，肠内温度降低，消化功能降低，食欲不振，纳呆，全身处于慢性营养不良状态，同时由于食物不能被充分地分解消化，尤其是高脂肪、高蛋白食物常常以半成品吸收入血成为毒素引起自身中毒而出现多种疾病。

（1）主要症状：腹满，腹冷，腹痛，大便或溏或秘，小便不利，消瘦或肥胖，头晕，乏力，皮肤萎黄晦暗，面部色素沉着，腰腿或冷或痛，脱发，痛经，不孕不育。

（2）易患病：结肠病、十二指肠病、前列腺病、肛门病、盆腔病、月经病、不孕不育、下肢脉管炎、血管硬化、脑梗死、腰腿疼痛、各种皮肤病。

（3）诊断标准：聚关脉或兼尺部长弦脉＋腹动亢进。

（4）治则：温里散寒，理气解郁。

（5）代表方：桂枝调胃汤。

陈皮 15g，白芍 15g，大黄 7g，桂枝 15g，川椒 10g，党参 20g，炙甘草 10g，大枣 3 枚。

3. 慢性里部并病

慢性里部并病是在整体气血不协调的基础上，里部实热与虚寒不能明显区分而更加模糊的慢性病理状态。

（1）主要症状：里阳病与里阴病的各种症状均可能出现。

（2）易患病：里阳病与里阴病的所见病均可能出现。

（3）诊断标准：聚关脉＋胸胁苦满＋腹动亢进。

（4）治则：协调里部。

（5）代表方：

1）柴桂调胃汤

陈皮 20g，白芍 20g，大黄 7g，柴胡 10g，黄芩 10g，桂枝 10g，苏子 20g，川椒 7g，党参 20g，炙甘草 7g，大枣 3 枚。

2）柴桂姜调胃汤（用于寒偏重者）

陈皮 20g，白芍 20g，大黄 7g，柴胡 20g，桂枝 10g，干姜 6g，黄芩 10g，天花粉 20g，牡蛎 20g，党参 20g，炙甘草 7g。

慢性里部病的诊断标准是聚关脉或长弦脉，但聚关脉的运用不必局限于慢性里部病即消化系统疾病的治疗，而可以广泛应用于多种疾病的治疗，也就是说只要脉诊出现聚关脉，配合腹诊胸胁苦满与腹动亢进的有无就可以分别选用调胃汤、桂枝调胃汤、柴桂调胃汤、柴桂姜调胃汤，这就是刘绍武先生提出的"四脉定证、定方、定疗程"的具体运用。

（三）枢部

1. 慢性枢阳病

慢性枢阳病是以枢部功能紊乱为中心的整体气血紊乱，偏于实热的慢性病理状态。

慢性枢阳病为患者长期受到精神刺激、七情过度、精神紧张、过度劳倦，导致大脑皮层的功能紊乱，波及自主神经而使心跳中枢的功能紊乱，引起心脏功能紊乱，使心肌收缩力和传导速度受到干扰，或因失血、病毒感染等因素而使心脏失去正常的功能，使寸口的脉象表现出节律不齐、快慢不等或时快时慢、大小不等、有力无力不等，或时而有力时而无力，或过快或过慢，或时有间歇的涩脉。

枢部功能的紊乱是以心脏为主的心血管系统（包括淋巴系统）功能紊乱引起的全身气血的紊乱。心血管系统功能的紊乱主要表现在心脏功能的降低和有效循环血量的减少，气血在全身的运行时快时慢，时多时少，而以慢和少为主要矛盾，因此全身的气血供应就不足了，同时代谢产物也不能及时带走，全身长期地处于一种缺氧和营养不良状态。轻则全身脏腑、组织、器官功能紊乱降低，重则由量变到质变出现器质性病变。全身各系统任何一个组织器官都有可能出现这种病理反应，也就是说慢性枢阳病可出现于全身任何部位的任何疾病、任何症状。

（1）主要症状：心悸，气短，胸闷，胆小易惊，心烦意乱，精力不足，健忘，失眠或嗜睡，噩梦多，梦中哭泣或发怒，易悲伤，精神不耐刺激，悲观厌世，无端易怒，冬不耐寒，夏不耐热，头晕眼黑，神形易疲劳，易感冒，性冷淡，月经不调，习惯性流产，不孕不育。

（2）易患病：全身任何部位的任何病都可能患。

（3）诊断标准：涩脉＋胸胁苦满。

（4）治则：协调枢部，强心理乱。

（5）代表方：调心汤。

百合 20g，乌药 10g，丹参 20g，郁金 10g，瓜蒌 20g，牡蛎 20g，五味子 10g，柴胡 10g，黄芩 10g，苏子 20g，川椒 7g，党参 20g，炙甘草 7g，大

枣 3 枚。

2. 慢性枢阴病

慢性枢阴病是以枢部功能紊乱为中心的整体气血紊乱，偏于虚寒的慢性病理状态。

（1）主要症状：与枢阳病基本一样，伴见明显恶风怕冷、大便溏稀或先硬后溏、腹冷腹痛等一系列虚寒的突出表现。

（2）易患病：与枢阳病的易患病一样。

（3）诊断标准：涩脉 + 腹动亢进。

（4）治则：协调气血，温阳强心。

（5）代表方：桂枝调心汤。

百合 20g，乌药 10g，丹参 20g，郁金 10g，瓜蒌 20g，牡蛎 20g，五味子 10g，桂枝 15g，白芍 15g，川椒 10g，党参 20g，炙甘草 7g，大枣 3 枚。

3. 慢性枢部并病

慢性枢部并病是以枢部功能紊乱为中心的整体气血紊乱，实热与虚寒难以明显区分而更加模糊的慢性病理状态。

（1）主要症状：与枢阳病基本一样。

（2）易患病：与枢阳病的易患病一样。

（3）诊断标准：涩脉 + 胸胁苦满 + 腹动亢进。

（4）治则：协调枢部。

（5）代表方：

1）柴桂调心汤

百合 20g，乌药 10g，丹参 20g，郁金 10g，瓜蒌 20g，牡蛎 20g，五味子 10g，柴胡 10g，黄芩 10g，桂枝 10g，白芍 10g，苏子 20g，川椒 7g，党参 20g，炙甘草 7g，大枣 3 枚。

2）柴桂姜调心汤（用于寒偏重者）

百合 20g，乌药 10g，丹参 20g，郁金 10g，瓜蒌 20g，牡蛎 20g，五味子 10g，柴胡 20g，桂枝 10g，干姜 6g，黄芩 10g，天花粉 20g，党参 20g，炙甘草 7g。

慢性枢部病的诊断依据是涩脉。枢部功能紊乱，气血失衡，人体的抗病能力下降，免疫功能低下，百病丛生，通过调整枢部的功能，达到人体气血的平衡而疾病自愈，此即《黄帝内经》所言"阴平阳秘，精神乃治"。临床运用时只要脉诊出现涩脉，通过腹诊胸胁苦满与腹动亢进的有无就可以分别选用调心汤、桂枝调心汤、柴桂调心汤、柴桂姜调心汤。在概述中已经讲到，枢部功能的异常不仅表现在心血管功能失常、血液循环的异常上，还可以表现在多种脏器功能的异常上，所以临床上四个调心汤运用的机会很多，虽然上面的叙述中列举出一些常见的症状和病名，但临床中不必拘泥，也就是说只要诊得涩脉，各科的多种疾病大部分可以分别选用不同的调心汤治疗，并可以根据不同情况稍做加减。具体如下。

第一，用于心血管疾病的治疗：痛如针刺，固定不移，入夜加重，舌质紫暗、瘀血明显者加川芎 10～20g、桃仁 10～30g、赤芍 15～20g、红花 10～20g；如有少腹部压痛即少腹急结，大便正常者合桂枝茯苓丸，大便不通者合桃核承气汤；舌边尖有瘀点、瘀斑者加水蛭 3～6g、土鳖虫 9～15g、地龙 9～15g 等虫类药；舌苔厚腻，胸闷如窒或有痰者加薤白 10～15g、半夏 10～15g，即合瓜蒌薤白半夏汤；胸胁苦满较重者可加大柴胡的剂量；舌苔水滑或舌上有津液带，腹部触及水泛波者加白术 20～30g、茯苓 20～30g；下肢水肿者加茯苓 15～30g、白术 15～30g、猪苓 10～15g、泽泻 15～30g，即合五苓散或合真武汤或加金银花 20g、丝瓜络 10g、车前子 20g；背恶寒者去瓜蒌加附子 10～20g；突因着凉受寒而发，恶寒无汗，脉沉细，有或无发热者去瓜蒌加麻黄 10g、附子 10g、细辛 3g 或先用真武汤加人参即振神汤合麻黄、附子、细辛纠偏；四肢厥冷，冷汗出，脉浮数或脉微欲绝者去瓜蒌、党参，加人参 15～20g、附子 15～30g、干姜 10～30g 回阳救逆；气短明显，动则尤甚者去党参加人参 10～15g；饮食欠佳，食少纳呆或腹诊有水泛波者加茯苓 15～20g、白术 10～15g、苍术 10～20g。

第二，用于各种良性、恶性肿瘤的治疗：有明显肿块者合用攻坚汤；恶性肿瘤加白花蛇舌草、半枝莲、金银花等清理血液的药物；舌质紫暗、青紫加桃仁、当归各 10～30g；舌边尖有瘀斑、瘀点者加水蛭 6～10g、土鳖虫 10～15g、蛤蚧 15～20g、蜈蚣 3～6g；食少纳呆或腹诊有水泛波者加茯苓 15～20g、白术 10～20g、苍术 10～20g 即合四君子汤，舌苔厚腻加焦山楂、焦神曲、焦麦芽各 15g；癌症后期心率快伴见气短，动则加重，心功能不全者去党参合用附子汤；伴有胸水、腹水者合半决渎汤。

第三，用于呼吸系统疾病的治疗：咳嗽痰多者去川椒加干姜、细辛、半夏，也可以合用二陈汤，久咳不愈肺动脉高压而致心率过快或过慢者去党参加人参10g。

第四，用于妇科疾病的治疗：舌质淡紫合用少腹逐瘀汤；伴见少腹压痛即少腹急结者合桂枝茯苓丸或桃核承气汤；舌红苔少、唇舌干燥、手足心热合用温经汤；滑胎加寿胎丸；尺脉弱、月经量少加熟地黄20g、川牛膝15～20g；腰膝酸软加菟丝子、补骨脂、仙灵脾、枸杞子、巴戟天各15～20g；白带量多加川续断15g、白果仁15g或薏苡仁20g、败酱草20g；崩漏合固冲汤。

第五，用于风湿免疫疾病的治疗：关节肿胀者合解肌汤；无肿胀者合葛根汤或葛根汤去麻黄加羌活、独活、防风；疼痛较重、恶寒明显者加附子、川乌、草乌；关节变形者加仙灵脾、狗脊、杜仲、穿山甲；舌边尖有瘀斑、瘀点者加水蛭、土鳖虫、地龙。

第六，用于肾脏及泌尿系统疾病的治疗：合决渎汤。

第七，用于皮肤病的治疗：合用祛风利湿汤。

协调疗法的运用以四脉定位、腹诊定性，如前所述。有什么脉用什么方，出现上鱼际脉用系列调神汤，出现聚关脉用系列调胃汤，出现涩脉用系列调心汤，如果三个脉同时出现则三方合用分别组成中枢汤、桂枝中枢汤、柴桂姜中枢汤。同理也可以组用调心胃汤、桂枝调心胃汤、调心神汤、桂枝调心神汤等，临床可以根据具体情况灵活应用。

四、纠偏疗法与协调疗法的应用关系

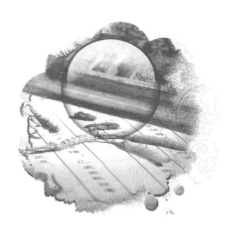

　　三部与气血的矛盾是人体的基本矛盾。三部与气血的动态平衡遭到破坏是疾病产生的根本原因。致病因子作用于人体产生疾病的原理是一样的，发病后的病理也是一样的，纠偏疗法与协调疗法都是以调整三部气血的平衡为目的，也就是说两大疗法治疗疾病的原则是一样的，都是寒则热之、热则寒之、虚则补之、实则泻之，只是急性病三部病位明确，寒、热、虚、实病性也明确故用纠偏疗法，慢性病往往寒、热、虚、实四证互见且病性比较模糊，病位也模糊故需协调治疗。

　　纠偏疗法的诊断以证为主，以脉为辅，参考腹诊，按部定证，据证定性，以性定方，以方定名，即首辨病位（三部），次辨病性（阴阳），再辨方证，治疗时随着病症的不断变化而变方，临床需首辨六病，次辨方证，单病、单证用单方，合病、合证用合方，方证对应治愈疾病；协调疗法的诊断是以四脉为主，腹诊为辅，兼参症状，"四脉定位，腹诊定性"，治疗时是定证、定方、定疗程，一方到底，根据兼有症状适当加兼药。慢性病如果四脉不明显或无，则以证为主，按急性病处理用纠偏疗法；急性病如果四脉明显，可以按慢性病处理用协调疗法。只是急性六病来势急，发展变化快，但见效快，治愈也快，自愈也快，疗程短，病情一般无反复，且需根据病性调整处方；慢性六病则来势渐，病理相对较规律固定，发展变化慢，见效慢，治愈也慢，自愈更慢，疗程较长，治疗期间病情易反复，处方调整幅度小。

在临床上是不是纠偏疗法只用于急性六病，协调疗法只用于慢性六病呢？那只是一般规律。在特殊情况下是可以互用的，也就是说急性六病也可用协调疗法，慢性六病也可用纠偏疗法，急性病如果病位、病性不明确需用协调疗法，慢性病如果病位、病性明确则可以用纠偏疗法。

急性六病一般情况下其病性、证性明显，即寒、热、虚、实明显，此时用纠偏疗法。若在某部寒、热、虚、实的证性不明显，处于一种模糊状态，即某部的并病状态时，即可用协调疗法，如表部的葛根加石膏汤证、里部的生姜泻心汤证、枢部的小柴胡汤证，都是用协调疗法。尤其是小柴胡汤证，因为枢部穿插于表里两部，所以小柴胡汤可以说是协调整体的一个方子。刘绍武先生的协调疗法就是从小柴胡汤证和对小柴胡汤的研究创立的。所以，符合小柴胡汤证的急性病，有很多可用协调方，如调胃汤治急性胃炎、调心汤治急性气管炎、调肺汤治急性肺炎、调肾汤治急性肾炎、调肝汤治急性肝炎等。有些慢性病急性发作时，其表现的寒、热、虚、实病性也很明显，此时也可用纠偏疗法。有些慢性病虽没有急性发作，但其寒、热、虚、实病性也很明显，也可用纠偏疗法，如理中汤治慢性肠炎、真武汤治慢性肾炎、半夏厚朴汤治慢性咽炎等。总之，临床上一定要根据病情灵活掌握，诊断时一定要抓住主要矛盾，采取针对性治疗，用好两大疗法。总之以提高疗效、缩短疗程为宗旨。

一些慢性病，四脉的某一脉很突出，同时急性六病的某病或某证也很重，就可以把协调方和纠偏方合用。如治疗严重痛经，涩脉很重，可以调心汤合桃核承气汤或桂枝茯苓丸；治疗扩张型心肌病，恶寒、短气重时可以用调心汤合四逆人参汤；治疗痹证如颈椎病、腰椎病等可以用调心汤合葛根汤或疏肌散。这就是三部六病学说整体协调加局部治疗的思路。

总之，急性六病和慢性六病的发病原理是一样的，发病后的病理也是一样的，治疗原则也是一样的，只是治疗方法有所不同，要遵循刘绍武先生"抓住主要，带动全面"的原则，诊断时一定要抓住主要矛盾，采取针对性治疗，灵活应用两大疗法，在临床中反复实践，耐心考察，反复思考，不断总结，修正其谬误，发现其未发，进一步扩大三部六病学说的治疗范围，不断提高治疗水平。重要的是遵循刘绍武先生对三部六病学说要"普及、充实、提高"的方针，将三部六病学说发扬光大，掌握临床技巧，造福人民。

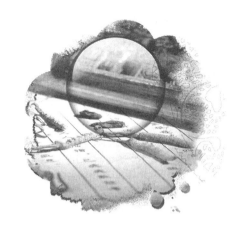

五、其他协调方

1. 调肾汤

组成：金银花 20g，丝瓜络 10g，车前子 20g，白茅根 40g，黄芪 20g，郁金 10g，柴胡 10g，黄芩 10g，苏子 20g，川椒 7g，党参 20g，大枣 3 枚。

主治：肾脏疾病、水肿。

2. 调肺汤

组成：麻黄 10g，杏仁 10g，生石膏 20g，瓜蒌 20g，沙参 20g，麦冬 10g，五味子 10g，罂粟壳 3g，柴胡 10g，黄芩 10g，苏子 20g，川椒 7g，党参 20g，甘草 7g，大枣 3 枚。

主治：急慢性气管炎、哮喘、肺气肿。

3. 调肝汤

组成：陈皮 20g，白芍 20g，大黄 7g，柴胡 10g，黄芩 10g，苏子 20g，川椒 7g，党参 20g，炙甘草 7g，大枣 3 枚，茵陈 20g，栀子 10g，车前子 20g，丹参 20g，郁金 10g。

主治：急慢性肝炎、肝硬化、胆囊炎。

4. 调肠汤

组成：陈皮 20g，白芍 20g，大黄 7g，柴胡 10g，黄芩 10g，苏子 20g，川椒 7g，党参 20g，炙甘草 7g，大枣 3 枚，川楝子 20g，小茴香 10g。

主治：慢性肠炎、十二指肠炎、前列腺炎等。

5. 溃疡汤

组成：陈皮 20g，白芍 20g，大黄 7g，柴胡 10g，黄芩 10g，苏子 20g，川椒 7g，党参 20g，炙甘草 7g，川楝子 20g，五灵脂 15g，败酱草 20g，大枣 3 枚。

主治：胃溃疡、十二指肠溃疡、结肠溃疡。

6. 理消汤

组成：熟地黄 20g，山药 20g，五味子 10g，丹参 20g，郁金 10g，车前子 20g，生石膏 40g，天花粉 20g，茵陈 40g，黄芪 30～120g，柴胡 10g，黄芩 10g，苏子 20g，川椒 7g，党参 20g，猪胰子半个。

主治：糖尿病。

7. 理目汤

组成：桃仁 20g，桂枝 7g，大黄 7g，芒硝 7g，生石膏 30g，知母 15g，白蒺藜 20g，决明子 20g，车前子 20g，柴胡 10g，黄芩 10g，苏子 20g，川椒 7g，党参 20g，炙甘草 7g，大枣 3 枚。

主治：眼病。

8. 理鼻汤

组成：苍耳子 20g，辛夷 15g，王不留行 15g，陈皮 20g，白芍 20g，大黄 7g，柴胡 10g，黄芩 10g，苏子 20g，川椒 7g，党参 20g，炙甘草 7g，大枣 3 枚。

主治：急慢性鼻炎、急慢性鼻窦炎。

9. 解郁攻坚汤

组成：柴胡 10g，黄芩 10g，苏子 20g，川椒 7g，党参 20g，炙甘草 7g，大枣 3 枚，夏枯草 20g，牡蛎 20g，王不留行 80g，半枝莲 20g，白花蛇舌草 20g，金银花 20g。

主治：各种肿瘤。

10. 消斑解毒汤

组成：苦参 20g，土茯苓 20g，浮萍 20g，苍耳子 20g，金银花 20g，丝瓜络 10g，车前子 20g，生石膏 20g，柴胡 10g，黄芩 10g，苏子 20g，川椒 7g，党参 20g，炙甘草 7g，大枣 3 枚。

主治：系统性红斑狼疮。

11. 排石汤

组成：金钱草 80g，海金沙 10g，鸡内金 20g，大黄 15g，芒硝 10g，茵陈 40g，丹参 20g，郁金 10g，陈皮 20g，白芍 20g，柴胡 10g，黄芩 10g，苏子 20g，川椒 7g，党参 20g，炙甘草 7g，大枣 3 枚。

主治：胆道结石。

12. 调经汤

组成：百合 20g，乌药 10g，丹参 20g，郁金 10g，瓜蒌 20g，牡蛎 20g，五味子 10g，柴胡 10g，黄芩 10g，苏子 20g，川椒 7g，党参 20g，炙甘草 7g，当归 15g，桂枝 10g，白芍 30g，通草 10g，大枣 3 枚。

主治：月经不调、痛经。

13. 调滋汤

组成：竹叶 10g，石膏 60g，麦冬 30g，半夏 10g，粳米 20g，瓜蒌 30g，五味子 15g，柴胡 10g，黄芩 10g，苏子 20g，川椒 7g，党参 20g，炙甘草 7g，大枣 3 枚。

主治：各型肺结核、胸膜炎、肺空洞、肺脓肿、支气管扩张等。

　　以上的这些协调方都是以小柴胡汤作为基础协调方组成的，所以其适应证应该有胸胁苦满，如果腹诊没有胸胁苦满而为腹动亢进则可以用桂枝汤加党参代替小柴胡汤而组成桂枝类协调方，如桂枝溃疡汤、桂枝调肾汤等。如果腹诊时胸胁苦满与腹动亢进同时存在，则可以用柴胡桂枝汤或柴胡桂枝干姜汤代替小柴胡汤，作为基础协调方组成柴桂协调方或柴桂姜协调方，如柴桂姜溃疡汤、柴桂调肾汤等。另外，在用这些协调方的时候如果有明显的四脉存在，则可以合用慢性六病协调方，有涩脉合调心汤，有聚关脉合调胃汤，有上鱼际脉合调神汤，如调肝汤合调心汤之调心肝汤、调肾汤合调心汤之调心肾汤、调神汤合理鼻汤之调神理鼻汤等。因为疾病的发生往往有一个慢性发展的过程，整体气血的逆偏是慢性病产生的根本原因，只有将慢性六病治愈，使整体气血达到动态平衡，具体的症状才能好转，这也是三部六病学说整体协调加局部治疗的体现。

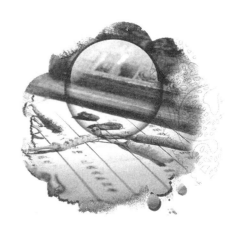

六、其他单方

1. 解肌汤

组成：葛根 30g，金银花 20g，丝瓜络 10g，车前子 20g，黄芪 20g，丹参 20g，郁金 10g，党参 20g。

主治：风湿性心脏病、过敏性紫癜。

2. 清喉汤

组成：葛根 30g，金银花 20g，连翘 15g，桔梗 15g，薄荷 15g，玄参 20g，郁金 10g，芦根 15g，甘草 10g。

主治：扁桃腺炎、咽喉炎、带状疱疹等。

3. 攻坚汤

组成：夏枯草 20g，苏子 20g，牡蛎 20g，王不留行 80g。

主治：肿瘤、肿物、囊肿、顽固溃疡。

4. 祛风利湿汤

组成：苦参 20g，土茯苓 20g，浮萍 20g，苍耳子 20g。

主治：荨麻疹、湿疹及各种皮肤病。

5. 理心复脉汤

组成：当归 10g，桂枝 8g，白芍 20g，细辛 5g，川椒 7g，通草 7g，甘草 7g，大枣 3 枚，玄参 20g，金银花 20g，鸡血藤 20g，葛根 30g，王不留行 30g，川牛膝 10g，桃仁 10g，大黄 7g，芒硝 10g。

主治：脉管炎、雷诺综合征。

6. 疏肌散

组成：葛根 30g，桂枝 15g，羌活 15g，防风 15g，甘草 10g。

主治：肩周炎、腰椎及颈椎椎间盘突出症、腰椎及颈椎骨质增生、腰痛、四肢痛。

7. 小调胃汤

组成：吴茱萸 10g，黄连 10g，大黄 10g。

主治：胃炎。

8. 利肠汤

组成：白芍 30g，炙甘草 10g，威灵仙 10g，芦荟 5g。

主治：便秘。

9. 三核二香汤

组成：川楝子 20g，荔枝核 20g，橘核 20g，木香 10g，小茴香 10g，大黄 7g。

主治：腹部寒疝、腹中雷鸣、慢性腹泻、双尺长弦脉。

10. 降压汤

组成：黄芪 50g，苏子 30g，茺蔚子 30g，夏枯草 30g，黄芩 15g，红花 15g，槐花 15g，车前子 30g，牡蛎 30g，川椒 5g。

主治：高血压病。

11. 鸡甲散

组成：鸡内金 30g，炮甲珠 30g，鳖甲 30g。

制法：将三药焙干，研极细末，配合调肝汤或解郁攻坚汤服用，一次 3g，一日 3 次。

主治：肝硬化、各种肿物。

12. 复健散

组成：黄芪 60g，党参 60g，郁金 30g，神曲 60g，丹参 60g，五灵脂 30g，川楝子 60g，陈皮 60g，川椒 30g，甘草 30g，红参 30g，鸡内金 120g。

制法：将上药 12 味，焙干，研极细末，一次 10g，一日 3 次，白开水送服，约月余服完为一个疗程。

主治：消化道溃疡愈合的巩固治疗及其他消化系统寒性疾病的复建治疗。

13. 团鱼丸

组成：团鱼 2000g，蛤蚧一对，红参 60g，鸡内金 120g。

制法：将团鱼去头洗净，蒸熟，焙干，研为细末，再将另三药焙干研末，四药调匀，如复有其他协调方，可一并研末，炼蜜为丸，每丸 10g，一次 1 丸，一日 3 次。

主治：机体各组织、脏器虚劳证。

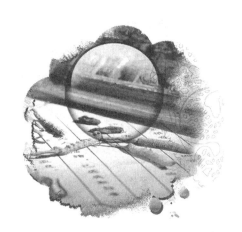

七、临床医案

病例 1　葛根汤治疗化脓性扁桃腺炎

张某某，女，34 岁，2014 年 11 月 12 日初诊。于前一日下午 2 点自觉咽喉疼痛，伴周身酸困无力，至晚 8 点左右开始出现恶寒、头痛、身痛，无汗，持续至今。查：体温 37.5℃，舌质淡，舌体胖大，苔黄腻，脉浮数。腹诊：腹动亢进，上腹部有明显振水音；双侧扁桃腺明显肿大，满布脓点。

主症：恶寒，无汗，脉浮数，腹动亢进，振水音。

诊断：表寒证合里虚证。

治则：发汗解肌，祛湿排脓。

主方：葛根汤加茯苓、白术、桔梗。

葛根 30g，麻黄 10g，桂枝 15g，白芍 15g，炙甘草 10g，生姜 15g，大枣 15g，茯苓 15g，白术 15g，桔梗 20g。

二剂，一日一剂，水煎 600 毫升分早、中、晚三次空腹温服。11 月 14 日复诊，服药后周身微汗出，恶寒、头痛、身痛基本消失，咽喉疼痛明显缓解，仅感上肢酸困，故以原方去麻黄、桔梗，加防风 10g 继服两剂而愈。

病例 2　葛根汤治疗急性化脓性扁桃腺炎

马某某，男，29 岁，2014 年 11 月 3 日初诊。主因咽喉疼痛就诊，余无明显不适。无汗，舌质淡，苔薄白，脉浮，双侧扁桃腺肿大，见少许脓点。腹诊：腹动亢进。

主症：无汗，脉浮，腹动亢进。

诊断：表寒证。

治则：发汗，解肌，排脓。

主方：葛根汤加桔梗、连翘。

葛根 30g，桂枝 15g，白芍 15g，生姜 15g，炙甘草 10g，麻黄 10g，大枣 15g，桔梗 15g，连翘 30g。

三剂，一日一剂，水煎 600 毫升分早、中、晚三次空腹温服。

药尽而愈。

病例 3　桂枝汤合桃核承气汤治疗发热

王某某，女，75 岁。主因脑出血住我院脑病科，出血控制后出现发热，每于下午 6 点以后体温开始逐渐升高，最高可达 39℃，伴大便不通。给予肌肉注射复方氨基比林注射液可以退烧，但第二天发热继续，灌肠后便出几粒硬便，后又不大便。于 2014 年 11 月 24 日邀我会诊。刻诊：发热，下午 6 点至 10 点体温最高，可达 39℃，10 点以后不用解热药体温也可逐渐下降，伴汗出、恶风，舌质暗，苔薄白，大便三日未行，口不渴，饮食欠佳，脉沉细无力。腹诊：腹部平坦，腹动亢进，右下腹压痛明显（少腹急结）。

主症：发热，汗出，恶风，腹动亢进，少腹急结。

诊断：表阴病合枢实证。

治则：祛风解肌，泻下逐瘀。

主方：桂枝汤合桃核承气汤。

桂枝 15g，白芍 15g，生姜 15g，炙甘草 10g，桃仁 20g，大黄 7g，芒硝 6g，大枣 10g。

三剂，一日一剂，水煎 600 毫升分早、中、晚三次空腹温服。服药后，大便一日一次，体温逐渐降至正常。原方继服三剂，体温及大便均恢复正常而出院。

按：体温不是 24 小时持续升高，不用解热药而能自降即为时发热，符合阴病发热的特点，时发热、自汗出、恶风为桂枝汤的适应证，舌质暗、少腹急结、大便不通为桃核承气汤的适应证，故二方合用有效。

病例4 桂枝汤合桃核承气汤治疗发热

李某某，男，61岁。于2014年12月24日因发烧入住我院，输液一周发热持续不退，于12月31日邀我会诊。刻诊：发热，体温持续在37.8℃至38.5℃，但自己无热感，自汗出，尤以早晨明显，恶风，喜衣被，厌食，大便干结，4～5天一次。舌质淡紫，苔薄白，脉细弦。腹诊：腹部平坦、柔软，腹动亢进，右下腹压痛明显（少腹急结）。

主症：发热，汗出，恶风，腹动亢进，少腹急结。

诊断：表阴病合枢实证。

治则：祛风解肌，泻下逐瘀。

主方：桂枝汤合桃核承气汤。

桂枝15g，白芍15g，生姜15g，炙甘草10g，桃仁30g，大黄10g，芒硝5g，大枣15g。

三剂，一日一剂，水煎600毫升分早、中、晚三次空腹温服。2015年1月4日复诊，服药后每日大便1～3次，第一天便出大量黑便，体温降至36.8℃至37.1℃，食欲好转，余无明显不适。继以原方加黄芪10g，服三剂愈后出院。

病例5 葛根汤治疗发热

赵某某，男，54岁，2016年10月7日初诊。患者于20天前因脑出血入住榆次区人民医院，现发热已10余日，经用抗生素及抗真菌治疗，同时全身用冰块交替外敷，各种办法用尽体温持续在39℃以上，经人介绍邀余会诊。刻诊：患者昏睡不醒，呼吸急促，喉中痰声噜噜，体温24小时持续在39℃以上，无汗。脉浮大无力而数（脉搏120次/分），舌质淡嫩，苔白厚。大便每2～3天用开塞露后便一次，腹诊时腹部胀满而硬如同胸胁苦满，但从脉象及舌象分析毫无热象，疑虑不解，因此反复进行腹诊，在患者吸气之瞬间顺势按之，腹动亢进明显可见，同时感觉腹部软弱无力。

主症：发热，无汗，大便不通，腹动亢进。

诊断：表寒证合里实证。

治则：发汗解肌，退热通便。

主方：葛根汤加大黄。

葛根30g，麻黄9g，桂枝15g，白芍15g，炙甘草10g，防风15g，大黄6g，生姜8片，大枣2枚。

二剂，一日一剂，水煎服。因患者心率过快故用少量麻黄并加防风，开方之后，心存疑虑，担心外敷之冰块会影响疗效。10月9日患者弟弟欣喜地打电话告知病人体温降至37.5℃，嘱咐继以原方服两剂。10月11日其弟代诊，言体温已降至正常，唯喉中痰多，故予苓桂术甘汤合二陈汤温化痰饮。

病例6 真武汤治疗发热

陈某某，女，12岁。2015年8月29日主因发热一周就诊，其母自认为感冒给服用感冒退烧药，汗出但发热未退，体温24小时持续在38℃，晚上则达39℃以上，伴右颈部疼痛。患儿体形消瘦，神疲乏力，面色萎黄，饮食欠佳。舌质淡，苔水滑，脉浮。颌下可触及两枚肿大淋巴结，大小约0.5厘米×1.0厘米。腹诊：腹动亢进，右腹部有明显振水音。

主症：发热，脉浮，腹动亢进，振水音。

诊断：表寒证合里虚证。

治则：发汗解肌，温里祛湿。

主方：葛根汤。

葛根30g，桂枝15g，白芍15g，炙甘草10g，生姜15g，大枣15g，茯苓15g，白术15g。

配方颗粒三剂，一日一剂，开水冲服。嘱其忌食生冷、辛辣、油腻之品，注意保暖，避免着凉受寒。

8月31日二诊，三剂药服完，右颈部疼痛消失，余症同前，体温丝毫未降。为何用桂枝加葛根汤合茯苓、白术无效呢？百思不得其解，于是仔细追问，患儿虽然体温在38℃甚至39℃以上，但自己没有一点热感，也无任何不适。其母言，开始服用感冒退烧药，汗出但体温不降，孩子反而感觉全身发冷、头晕，浑身颤抖（身瞤动），站立不稳（振振欲擗地），牙颤，心悸，腹泻，故虽然体温未降不敢再用退烧药。此时我才恍然大悟，这不正是《伤寒论》82条所述之真武汤证吗？"太阳病，发汗，汗出不解，其人仍发热，心下悸，头眩，身瞤动，振振欲擗地者，真武汤主之"，叹哉！己之误也！

主症：发热，汗出不解，心悸，头晕，身瞤动，振振欲擗地，腹动亢进。

诊断：里阴病合枢寒证。

治则：温阳利水，散寒除湿。

主方：真武汤。

制附子9g，茯苓20g，白术15g，生姜15g，白芍10g。

配方颗粒二剂，一日一剂，开水冲服。仍嘱其忌食生冷、辛辣、油腻之品。

9月2日三诊，患儿因上学未来，其母代来开药，称8月31日中午11点30分左右服药一袋，下午4点第二次服药时有轻微汗出，体温仍为38℃，但晚上10点30分体温未升高而降至37℃，9月1日早晨体温正常，为36.7℃，至今日未再升高，且精神食欲明显好转，面色改善。其母对我十分感谢，言其女自幼体弱多病，经常感冒发烧、扁桃体肿大，已切除扁桃体，但仍然经常发烧，打针、输液、中药、西药都用，每次最少持续半月以上，想不到这次仅仅5味药的颗粒剂竟如此神奇。余曰："此乃《伤寒论》经方之神奇。其实应感恩您的信赖，三剂药无效还能来复诊，否则难以见证真武汤威力。"效不更方，复予真武汤原方。处方：制附子9g，茯苓20g，白术15g，生姜15g，白芍10g。配方颗粒三剂，一日一剂，开水冲服。仍嘱其忌食生冷、辛辣、油腻之品。

9月5日四诊，患儿面色红润，精神状态良好，未再发烧。舌质淡红，苔薄白，脉沉细无力。腹诊：腹动亢进依然存在，振水音消失。原方去生姜加党参、甘草即合四君子汤健运脾胃，培补后天之本，恢复里部、枢部功能。处方：制附子9g，茯苓20g，白术15g，党参15g，白芍10g，甘草10g。配方颗粒七剂，一日一剂，开水冲服。仍嘱其忌食生冷、辛辣、油腻之品。

按：本例患儿之发热看似"感冒发热"，其实系"阳虚发热"，按三部六病学说思维方法属阴病发热，初诊时由于未仔细询问病史，犯了经验主义的错误，误诊断为表阴病合里虚证用了桂枝加葛根汤并加茯苓、白术，虽然体温未退而未引起变证，二诊及时改用真武汤，才力挽狂澜。《伤寒论》16条："太阳病三日，已发汗，若吐，若下，若温针，仍不解者。此为坏病，桂枝不中与之也。观其脉证，知犯何逆，随证治之。"病者自服感冒药"发汗，汗出不解，其人仍发热"（82条），临床这种情况很多，应当视为16条所指的"坏病"，需仔细分析，认真辨证，方不致误。14条之桂枝加葛根汤证与82条真武汤证，条首均冠有"太阳病"，是均在太阳病时（上午9点至下午3点）出现发热，其病虽均属于阴病，但其病之部位不同，桂枝加葛根汤证属于表部，寒邪入侵，机体尚能抗邪，正邪相争于表而致体温升高；真武汤证则寒邪直中于里，属于里阴病兼枢寒证，里部虚寒，组织血管痉挛，里部气血循环量减少而将气血逼向表部而致发热，体温升高，里寒表热，里部温度越低，则表部温度越高。由于里部的温度很低而不高，所以虽然体温很高，但患者不感觉难受。现代社会物质生活水平提高，水果、饮料、矿泉水长年不断，尤其是小孩，嗜食生冷成性，脾胃受损，里部虚寒，临床上急性发热性疾病即外感而致的伤寒发热可以是表部病，更多的是寒邪直中的里部病与枢部病，除桂枝剂以外真武汤、理中汤、四逆汤之类方子运用的机会也很多。

病例7 真武汤治疗腹痛

刘某某，男，85岁，2018年3月15日初诊。患者主诉腹痛2天，夜里1至3点左右疼痛剧烈，难以忍受，大便3日未行，口干不欲饮水，食少纳呆。腹诊：腹动亢进，双侧腹直肌痉挛严重如板状硬，压痛明显，尤以下腹部为重（如同腹膜刺激征，拒按）。舌质淡紫，苔薄白，脉浮大（脉搏84次/分）。

主症：腹痛（三阴病时重合时加重），大便不通，腹动亢进。

诊断：里阴病合里实证。

治则：温阳通便、散寒止痛。

主方：真武汤合小承气汤。

制附子18g，白芍40g，茯苓10g，生姜18g，白术60g，大黄（后下）10g，枳实12g，厚朴18g。

一剂，配方颗粒，分二次开水冲服。嘱其忌食生冷，密切观察，如未缓解及时来院检查排除肠梗阻。

3月16日复诊，言服药后8小时大便4次，昨天晚上未出现剧烈腹痛，今晨起床后自觉精神好转，有食欲，脉证同前，腹部压痛减轻。原方去小承气汤即用真武汤五剂而愈。

按语：此患者于夜里1至3点三阴病时重合，阴气至极，阳气最弱之时腹痛加重，故用真武汤有效。

病例 8 振神汤治疗溃疡性结肠炎

段某某，男，54岁，2015年3月29日初诊。患者近一个月来右下腹痛并放射至腰部，按腰痛治疗无效且越来越重故入住县级医院治疗，经检查确诊为胆结石而施行胆囊切除术。术后痛更甚，尤以夜重，曾给杜冷丁止痛。做腹部CT扫描显示升结肠模糊，又做结肠镜诊断为升结肠溃疡性结肠炎，治疗数日无效，出院后到门诊求治。现症：右下腹疼痛，压痛明显，回盲部尤甚，每晚12点以后疼痛难忍。形体稍消瘦，饮食、二便正常，腹动亢进。脉长弦，苔厚腻。

主症：腹痛夜甚，压痛，脉长弦，溃疡。

诊断：里阴病。

治则：温里活血。

主方：振神汤（真武汤合附子汤）。

制附子（先煎）15g，白术15g，茯苓10g，白芍20g，干姜15g，五灵脂20g，厚朴12g，枳实12g，大黄6g，人参6g，吴茱萸10g，生姜18g，牡丹皮10g，小茴香30g。

服一剂痛减，服两剂后基本不痛。嘱其忌烟、酒及一切动物类食物和生冷，此方药量稍做调整共服一百八十剂而愈。

按语：此患者每晚12点以后疼痛特别严重，此乃"三阴病时"重合之时，为一天极阴之时，故用振神汤止痛立竿见影，效如桴鼓。另外西医的检查诊断也很重要，否则容易以不痛为好而使疾病难以痊愈。再则结肠炎忌口很重要，不忌口则难以治愈。

病例9　真武汤治疗内伤发热

赵某某，男，78岁，2018年2月24日初诊。自认为"上火"了，不思饮食，食少纳呆，神疲乏力，肛门疼痛有灼热感，大便2～3天一次，头硬排出困难需用开塞露，晚上11点以后出现燥热汗出，口干不欲饮或饮少量热水。舌淡嫩，苔薄白，脉浮大。腹诊：腹动亢进，腹肌痉挛明显如板状硬，下腹部可触及水泛波。

主症：少阴病时发热，食少纳呆，水泛波，腹动亢进。

诊断：里阴病合枢寒证。

治则：温里散寒。

主方：真武汤。

附子12g，茯苓20g，白术40g，生姜15g，白芍30g。

三剂，配方颗粒，一日一剂，开水冲服。

2月27日二诊，服药后食少纳呆改善，饮食增加，夜间燥热汗出消失，肛门灼热感消失但仍有疼痛，大便一日一次但仍排出困难。继以原方加党参10g、附子12g、茯苓20g、白术60g、生姜15g、白芍30g、党参10g，五剂，开水冲服。并以苦参12g、黄柏18g、黄连6g、大黄6g，三剂，配方颗粒，开水冲化外用熏洗肛门。3月1日药未服完，患者来告知饮食、精神已正常，唯大便还稍有不利，嘱其将药服完，并自制"蜂蜜栓"，每日用一个可以改善大便情况。

病例10　泻心汤治疗血小板减少性紫癜

王某某，女，4月，体重8kg。患儿于2016年12月18日因全身皮肤出现大量出血点入住山西省儿童医院，化验血小板6×10^9g／L，诊断为"血小板减少性紫癜"，静脉滴注丙种球蛋白、更昔洛韦等药物后于12月21日出院。12月26日病情加重再次住院，查血小板 3×10^9 g / L，静脉滴注丙种球蛋白与醋酸泼尼松后血小板增至 33×10^9 g / L，2017年1月2日复查血小板又降至 16×10^9 g / L，院方称无其他治疗方案而出院。2017年1月17日经人介绍前来我院门诊。刻诊：全身皮肤包括面部满布鲜红色出血点，患儿精神尚可，颜面潮红以两颊部为重，大便干结，二日一次，指纹透达气关，颜色深紫红，舌苔厚腻，腹胀如鼓。

主症：腹胀，大便不通，指纹深紫红，舌苔厚腻。

诊断：里热证。

治则：泻热通便。

主方：泻心汤。

大黄2g，黄连2g，黄芩2g。

四剂，一日一剂，嘱其母以开水100mL浸泡药物30分钟，倒出药汁，一天分3~4次服完。

2017年1月21日二诊，其母言服药后大便每日3~4次，均为黑绿色黏液便，味臭秽，患儿颜面潮红及腹胀均有所减轻，全身出血点变浅，仍有新出血点，指纹仍在气关，但颜色较前变浅，效不更方，原方继服四剂。

2017年1月25日三诊，其母言，大便一日一次，仍偏干，但从23日开始颜色不黑而为正常黄便，指纹仍在气关，色暗红，全身原出血点变为暗红色，头面部有少量鲜红色出血点，大便一日一次，化验血小板增至 49×10^9 g / L。仍以原方继服，大黄3g、黄连2g、黄芩2g，七剂，一日一剂，开水泡服。

2017年2月4日四诊，患儿全身原出血点基本消失，仅头面部有极少量鲜红色出血点，大便一日一次，指纹退至风关以内，色稍红。仍以原方继服，大黄3g、黄连2g、黄芩2g，七剂，一日一剂，开水泡服。

2017年2月14日五诊，患儿共服药二十二剂，皮肤出血点全部消退，无新出血点再现，指纹淡红正常，化验血小板增至 271×10^9 g / L，其母称停药后大便稍干。予原方减量，大黄1g、黄连1g、黄芩1g，七剂，二日一剂，开水泡服，巩固疗效。

病例 11　黄芪桂枝汤治疗发热案

赵某某，女，27 岁，2016 年 4 月 14 日初诊。患者剖宫产后 5 天，发烧 3 天，住院医师给予肌注阿尼利定、地塞米松体温稍降即升，基本维持在 39.5℃。刻诊：发热，自汗出，无明显恶风，饮食、二便如常，脉浮大。腹诊：腹软如棉，皮肤湿冷，腹动亢进明显。

主症：发热，汗出，脉浮，腹软如棉，腹动亢进。

诊断：表阴病。

治则：益气解肌。

主方：黄芪桂枝汤。

黄芪 15g，桂枝 15g，白芍 15g，生姜 15g，炙甘草 10g，大枣 20g。

三剂，配方颗粒，一日一剂，开水冲服。服药当日体温即降至 37.5℃，三剂尽而愈。

病例 12　小建中汤治疗腹痛案

王某某，女，28 岁，2014 年 6 月 10 初诊。急性痛苦面容，胃痛难忍。舌质淡，苔薄白，脉细弦。腹诊：腹主动脉从心下至脐部搏动亢进，有压痛，左腹部有振水音。

主症：腹痛，脉细弦，腹动亢进，振水音。

诊断：里寒证。

治则：温里祛湿，散寒止痛。

主方：小建中汤加茯苓、白术。

桂枝 15g，白芍 30g，生姜 15g，炙甘草 12g，大枣 15g，茯苓 15g，白术 15g。

三剂，配方颗粒，一日一剂再加红糖开水冲服。

2014 年 6 月 13 日复诊，言一剂痛止，仍饮食欠佳，大便稀，一日二次。继以桂枝汤合四君子汤服三剂善后。

病例 13　桂枝人参汤治疗腹泻案

程某某，女，59 岁，2017 年 2 月 14 日初诊。患者于半年前开始出现大便稀溏,一日 3 ~ 4 次,伴见腹中雷鸣,偶有腹痛,泛吐清水,饮食减少。舌质淡,苔水滑,脉沉细无力。腹诊:腹部平坦,腹动亢进,有压痛。

主症:腹痛,腹泻,食少,脉沉细无力,腹动亢进。

诊断:里阴病。

治则:温里散寒。

主方:桂枝人参汤。

桂枝 15g,党参 15g,干姜 15g,苍术 15g,甘草 10g。

五剂,一日一剂,水煎服。

2 月 20 日二诊,服药后大便一日一次,腹中雷鸣及泛吐清水消失,上腹部有轻度不适,精神好转,饮食增加,睡眠差。原方加龙骨、牡蛎各 20g,七剂而愈。

病例 14　乌梅丸验案

张某某,男,77 岁,2018 年 2 月 23 日初诊。患者于两个月前开始每天晚上 12 点至 3 点左右出现口干口黏,大便稀而不爽,2 ~ 3 天一次,饮食、二便正常,精神、睡眠尚可。舌质红,苔黄腻,脉沉细。

主症:厥阴病时口干口黏,大便稀,舌质红,苔黄腻,

诊断:里部并病。

治则:清上温下。

主方:乌梅丸。

乌梅 20g,制附子 12g,细辛 3g,干姜 6g,桂枝 9g,黄连 9g,当归 10g,太子参 10g,黄柏 6g,川椒 6g。

一日一剂,水煎服。服十七剂后口干口黏消失,大便正常。

按语:此患者病发厥阴病时(1 至 7 点),属于标准厥阴病,故用乌梅丸有效。

病例 15　四逆散加减治疗不育证

郝某某,男,25 岁,2017 年 10 月 20 日初诊。患者主因结婚两年不育,检查精子常规见其精子为正常形态者仅 40%。自觉精力不足、精神不

振，饮食、二便如常。脉弦迟，脉搏 52 次/分，胸胁苦满严重。

主症：脉弦迟，胸胁苦满。

诊断：枢实证合枢寒证。

治则：解郁温阳。

主方：四逆散。

柴胡 25g，枳实 25g，白芍 35g，甘草 6g，制附子 8g，麻黄 10g，生姜 18g，山茱萸 15g，淫羊藿 10g，陈皮 20g。

服八十剂后脉搏达 75 次/分，化验精子常规正常。

按语：此患者胸胁苦满特别严重且脉迟而弦，故用上方有效。

病例 16　桂枝加茯苓白术汤治疗视乳头炎

侯某某，女，55 岁，2017 年 12 月 15 日初诊。患者因左眼视野内侧出现一片模糊区域去某市级医院检查治疗，确诊为视乳头炎。治疗两月效果不佳而来就诊。现左眼视野内侧仍有一片模糊，眼球微痛，精神不振，食欲不佳，心情愁苦，脉弦，腹动亢进，右中腹有水泛波，稍有胸胁苦满。

主症：脉弦，腹动亢进，水泛波。

治则：温里祛湿。

主方：桂枝加茯苓白术汤。

桂枝 10g，白术 15g，苍术 15g，茯苓 15g，干姜 12g，薏苡仁 20g，黄芪 12g，柴胡 5g，牡蛎 20g，葛根 20g，防风 10g，生王不留行 15g。

服六剂有效，服六十剂痊愈。

按语：此为里阴病，水液代谢失调，里部及组织间水液潴留，视乳头水肿，故用上方有效。

病例 17　桂枝新加汤治疗慢性胃炎

刘某某，女，82 岁，2017 年 11 月 15 日初诊。该患者患慢性胃炎数十年，现进食很少，仅能少喝一点小米稀饭，稍多则胃胀难耐，经常感冒，骨瘦如柴，腰弓。脉弦细、涩、迟，脉搏 58 次/分，恶寒，腹动亢进。

主症：脉弦细、涩、迟，腹动亢进。

诊断：枢阴病合里阴病。

治则：温补枢、里两部虚寒。

主方：桂枝新加汤。

桂枝20g，白芍25g，生姜25g，红参15g，甘草6g，附子颗粒12g，制附子6g，葛根30g，防风18g。

服六剂稍有好转，随着继续服药，饮食渐增，之后患者两剂药服三天。服两个月后脉搏增至72次/分，饮食进一步好转，体重增加，且很少感冒。

按语： 桂枝新加汤可治脉沉迟，再加附子其效更好。患者素有颈椎、腰椎病，经常背困、头晕故加葛根、防风，其症状也好转。

病例18　麻黄附子细辛汤治疗头痛

王某某，男，51岁，2014年12月20日初诊。患者于昨日下午出现头痛伴见鼻塞、流清涕，无汗，背恶寒明显，持续至今未见缓解故来就诊。脉沉细无力，舌质淡，苔薄白。腹诊：腹动亢进。

主症：头痛，无汗，背恶寒，脉沉细无力，腹动亢进。

诊断：表实证合枢寒证。

治则：温阳解表。

主方：麻黄附子细辛汤。

麻黄12g，附子12g，细辛6g，辛夷12g。

三剂，一日一剂，早晚开水冲服。

2014年12月23日复诊，感冒已愈，改用桂枝调胃汤调理肠胃。

按：《伤寒论》301条"少阴病，始得之，反发热，脉沉者，麻黄附子细辛汤主之"，条文开头言少阴病，当为少阴病时发热的疾病，但临床上不一定都有发热。"始得之"，是说明病程较短，从"反发热，脉沉者"看，即使发热，脉却不浮而沉，所以脉沉应该是关键，头痛、鼻塞、流清涕、无汗为表实证表现，背恶寒明显则为枢寒证的代表证，故予麻黄附子细辛汤三剂而愈。

病例19　麻黄附子细辛汤治疗高血压头痛

康某某，男，48岁，2017年6月6日初诊。患者平日血压较高，服西药降压药血压可维持正常，近日血压 160/95mmHg，服西药不降，头痛。6日晚头痛欲裂，甚至欲以头撞墙，做 CT 检查无异常，于晚 10 点来门诊治疗。时患者面色黧黑，恶寒，剧烈头痛，无汗，脉沉紧。先以三棱针点刺下承浆，针刺深度深达 3mm 而不出血，用力挤后才稍有出血，又对风府穴针刺，症状稍有缓解。

主症：恶寒，无汗，头痛，脉浮紧。

诊断：表实合表寒证。

治则：温阳解表。

主方：麻黄附子细辛汤。

麻黄 15g，附子颗粒 12g，细辛 6g，甘草 10g，葛根 40g，白芷 15g，制附子 4g。

服一剂痛减大半，服两剂头痛愈，颈部仍不适，又给下方：麻黄 15g、附子颗粒 12g、细辛 6g、甘草 10g、葛根 50g、白芷 15g、制附子 4g，服五剂，面色转润，血压正常而痊愈。

按语：此表寒表实较重，表部痉挛特别严重，表部气血循环严重不良，故三棱针刺 3mm 而不出血，因此血压不降。治疗需加大温阳解表力度，故用附子 16g、麻黄 15g 有效。

病例 20　麻黄升麻汤验案

许某某，女，66 岁，2018 年 4 月 16 日初诊。患慢性阻塞性肺病 3 年。现症见：晚上 1 至 2 点早醒、烦躁、难以再入睡，3 至 4 点开始咳嗽，吐黄痰，口干，食少纳呆，大便时干时稀，腹动亢进，腹肌痉挛明显。舌质淡嫩，苔薄黄，脉涩、寸溢、沉细无力。

主症：3 至 4 点（厥阴病时）咳嗽，吐黄痰，食少纳呆，大便时干时稀，腹动亢进，腹肌痉挛明显。舌质淡嫩，苔薄黄。

诊断：枢部并病。

治则：清上温下，润肺止咳。

处方：麻黄升麻汤。

麻黄 10g，升麻 9g，黄芩 9g，茯苓 20g，桂枝 15g，白术 20g，干

姜 10g，炙甘草 10，当归 15g，白芍 15g，天冬 15g，玉竹 15g，天花粉 15g，知母 10g。

四剂，一日一剂，水煎服。

2017 年 4 月 25 日二诊，服药后晚上 1 至 2 点醒后还能入睡，咳嗽明显好转，仍有口干。原方加乌梅 15g，继服五剂。

2018 年 5 月 2 日三诊，晚上诸症消失，能正常睡眠，饮食增加，大便成形，一日一次。原方继服五剂巩固疗效。

病例 21　调神汤治疗咽炎

杨某某，女，26 岁，2015 年 1 月 7 日初诊。主因咽部不适、咳嗽、痰黏不利半年余，加重一周伴鼻塞不通、咽痛，由其母代为开药。处以半夏 15g，厚朴 15g，茯苓 15g，苏叶 15g，桔梗 15g，瓜蒌 30g，甘草 10g，生姜 15g，辛夷 20g，三剂。

1 月 11 日复诊，服药后，鼻塞不通减轻，但咽部症状无明显改善，仍有咽喉不利，咳嗽痰少而黏，余无明显不适。查咽喉部明显充血。舌质红，苔薄黄，脉浮弦，双侧上鱼际脉明显。腹诊：胸胁苦满。

主症：胸胁苦满，上鱼际脉。

诊断：慢性表阳病。

治则：协调上下，利咽通窍。

主方：调神汤原方加桔梗 15g、辛夷 20g。

四剂，一日一剂，水煎服。

2015 年 1 月 11 日二诊，服药后其症状明显改善，仅感咽喉部微痒。查咽喉部充血明显改善，双侧上鱼际脉明显变小。予原方加蝉蜕 10g 继服四剂而愈。

按语：以调神汤治疗的慢性咽炎，此为首例。病人除有咽喉部之不适之外，未见其他明显不适，而且自己曾服用利咽解毒颗粒、慢咽舒宁均无效。考虑其初任教师，工作紧张，虽无其他焦虑、失眠之症，而脉弦与明显上鱼际脉的出现，反映上热下寒、气血逆亢等慢性表阳病的病理存在，故用调神汤有效。

病例 22　调胃汤、调神汤治疗咽炎

丁某某，女，48 岁，2015 年 3 月 2 日就诊。患者自述患慢性咽炎、鼻炎多年，咽喉不利，如有痰阻喉间，吐之不出，咽之不下，伴鼻塞不通，说话多则有声音嘶哑、咽喉疼痛，饮食、二便如常。查舌质暗，苔薄黄，咽喉部有充血，脉聚关，双侧上鱼际明显。腹诊：胸胁苦满，右下腹压痛。

主症：胸胁苦满，脉关聚，双侧上鱼际，舌质暗，少腹急结。

诊断：慢性表阳、里阳合病。

治则：理气解郁，利咽通窍。

主方：调神汤合调胃汤。

生石膏 30g，牡蛎 20g，桂枝 12g，大黄 12g，车前子 20g，陈皮 20g，白芍 20g，柴胡 10g，黄芩 10g，苏子 20g，川椒 12g，党参 20g，甘草 12g，桃仁 20g，桔梗 10g，辛夷 15g，苍耳子 10g，大枣 2 枚。

按语：双侧上鱼际说明气血偏走于上而上热，故咽喉部充血，此为慢性咽炎之病机所在。舌质暗，右下腹压痛（少腹急结）是桃核承气汤的适应证，故加之。

病例 23　桂枝调心汤治疗眩晕

郭某某，女，55 岁，2014 年 10 月 10 日初诊。患者于 10 天前突然出现头晕，经西医核磁等多项检查未发现异常，但输液（药物不详）未能缓解，患者头晕伴颈项部强硬，摇头及活动时颈部则头晕加重，所以行动缓慢，余无明显不适，饮食、二便如常。舌质淡暗，苔薄白，脉涩。腹诊：腹部平坦，腹主动脉搏动亢进。

主症：涩脉，腹动亢进，颈项强硬。

诊断：慢性枢阴病合表寒证。

治则：温调枢部，祛风解肌。

主方：桂枝调心汤加葛根。

百合 20g，乌药 10g，丹参 20g，郁金 10g，瓜蒌 20g，牡蛎 20g，麦冬 10g，五味子 10g，桂枝 15，白芍 15g，生姜 15g，炙甘草 10g，党参 20g，葛根 50g，大枣 3 枚。

三剂，一日一剂，水煎 600mL 分早、中、晚三次空腹温服，忌食生冷、辛辣、油腻。

2014 年 10 月 13 日二诊，头晕明显好转，已能正常行走，仅感大便稍干。继以原方加大黄 7g，四剂。

2014 年 10 月 18 日三诊，头晕已痊愈，仅感颈项部及背部酸困。继以原方加羌活 10g、防风 10g，四剂。

按语：方中加葛根即为桂枝加葛根汤，《伤寒论》14 条："太阳病，项背强几几，反汗出恶风者，桂枝加葛根汤主之。"故重用葛根缓解颈部肌肉的痉挛。

病例 24 桂枝调心汤治疗咳嗽

王某某，女，24 岁，2015 年 6 月 11 日初诊。患者于半月前着凉后出现咳嗽、痰少而稀，西医诊断为支气管肺炎，静脉滴注抗生素十余日未见明显效果。刻诊：咳嗽，痰少清稀而咸，伴鼻塞不通，无恶寒，饮食欠佳。舌质淡，苔薄白，脉浮数（心率 96 次/分）。腹诊：腹部平坦，腹动亢进，右上腹部可触及水泛波。

主症：脉浮数（心率 96 次/分），腹动亢进，水泛波。

诊断：慢性枢阴病合里虚证。

治则：温调枢部，祛湿化痰。

主方：桂枝调心汤合四君子汤。

百合 20g，乌药 10g，丹参 20g，郁金 10g，瓜蒌 20g，牡蛎 20g，五味子 10g，桂枝 10g，葛根 20g，干姜 6g，甘草 6g，党参 20g，茯苓 15g，白术 15g，半夏 10g，辛夷 18g，大枣 2 枚。

四剂，一日一剂，水煎服。

2015 年 6 月 16 日二诊，服药后咳嗽明显减轻，食欲增加，稀痰较多，鼻塞不通已除，舌、脉、腹诊同前，心率为 90 次/分。以原方去辛夷加化橘红 10g，继服五剂。

2015 年 6 月 24 日三诊，自述服完上五剂药后咳嗽已痊愈，但近日因生气后乳房胀痛，月经延迟未至，故予桂枝调心汤加柴胡、王不留行。

按语：①本病案，初因着凉后咳嗽，如用小青龙汤，也许一两剂就可愈，输液以寒治寒而迁延未愈，咳嗽日久，肺动脉压升高使心肌疲乏，心率增快，功能降低，进而又使肺静脉回流不畅，肺部处于瘀血、水肿状态，用桂枝调心汤能改善肺循环而使肺部炎症吸收故而咳嗽自愈。②心率96 次/分提示心功能的减弱；腹部水泛波说明里部虚寒，吸水功能减弱，故加茯苓、白术，痰多清稀加半夏。

病例 25　柴桂姜调心汤治疗肝硬化脾肿大

王某某，女，72 岁，2013 年 7 月 5 日初诊。2013 年 5 月因轻微脑梗死在晋中市某医院住院，查血小板 41.4×10^{9}g/L，腹部彩超显示脾肿大，脾厚 4.4cm，长径 14.5cm，肋下 4.0cm。随后入住山西某医院诊断为原发性胆汁性肝硬化、脾肿大。现症：患者自觉心悸、疲乏无力、形体消瘦、口干口苦。舌质淡，苔薄白，脉涩。血小板 36.4×10^{9}g/L，腹部 B 超显示：肝硬化；脾肿大，脾厚 4.0cm，长径 13.5cm，肋下 3.8cm。腹诊：胸胁苦满，腹动亢进，上腹部皮肤冰冷。

主症：涩脉，胸胁苦满，腹动亢进。

诊断：慢性枢部并病。

治则：协调枢部。

主方：柴桂姜调心汤。

百合 20g，乌药 10g，丹参 30g，郁金 10g，瓜蒌 20g，牡蛎 20g，五味子 10g，柴胡 20g，桂枝 15g，干姜 10g，黄芩 15g，天花粉 20g，党参 20g，甘草 10g。

十五剂，一日一剂，水煎服。

2013 年 7 月 20 日二诊，复查血小板 83×10^{9}g/L。原方加重丹参量至50g。十剂，一日一剂，水煎服。

2013 年 8 月 1 日三诊，复查腹部彩超显示脾回缩，血小板 98×10^{9}g/L。原方丹参量加至 80g。二十剂，一日一剂，水煎服。

2013 年 8 月 21 日四诊，复查血小板正常，腹部彩超显示：轻度肝硬化、脾肿大消失，故停药。

按语：西医诊断明确，但治疗效果不佳或可以称为无效，用三部六病学说的思维方法，方证对应，效不更方，即定证、定方、定疗程可治愈。

病例26　桂枝调心汤、攻坚汤治疗卵巢囊肿

刘某某，女，48岁，2008年8月就诊。体检时发现右侧卵巢囊肿，大小为11.2cm×8cm，余无不适。患者体形消瘦。舌质淡，苔薄红，脉涩。腹诊：腹动亢进，压痛。细追问平时偶有头晕、心悸等不适，饮食喜热恶冷。

主症：涩脉，腹动亢进。

诊断：慢性枢阴病。

治则：温调枢部，祛瘀消肿。

主方：桂枝调心汤合攻坚汤。

乌药10g，丹参20g，郁金10g，瓜蒌20g，牡蛎20g，五味子10g，桂枝15g，白芍15g，川椒7g，党参20g，炙甘草7g，苏子20g，夏枯草20g，王不留行80g，大枣2枚。

服药二十余剂后B超显示囊肿消失。

病例27　调胃汤、攻坚汤治疗卵巢囊肿

张某某，女，28岁，2008年10月就诊。主因腹痛在晋中市某医院做B超，显示：左侧卵巢囊肿10.2cm×7.8cm，西医建议手术治疗，患者因惧怕手术而想用中医治疗。舌质红，苔黄腻，脉弦，左关偏大。腹诊：全腹膨隆，胸胁苦满严重，饮食欠佳，大便不畅，二日一次。

主症：聚关脉（脉弦，左关偏大），胸胁苦满。

诊断：慢性里阳病。

治则：理气解郁，祛瘀消肿。

主方：调胃汤合攻坚汤原方。

陈皮30g，白芍30g，大黄10g，柴胡15g，黄芩15g，苏子30g，川椒10g，党参30g，炙甘草10g，牡蛎30g，夏枯草30g，王不留行100g，大枣2枚。

二十剂后 B 超显示囊肿消失。为防止复发，病人主动要求服药，又服十余剂善后。

病例 28　桂枝调心汤治疗萎缩性胃炎

杜某某，女，68 岁，2008 年 9 月就诊。胃脘隐痛两月，加重一周，在晋中市某医院做胃镜，诊断为"萎缩性胃炎"，服用"胃复春"十余天未见明显效果。现症见：胃脘隐痛，喜温喜按，偶感心悸、头晕，饮食欠佳，二便如常。腹诊：腹动亢进，压痛明显。舌质淡紫，苔薄白，脉涩。

主症：涩脉，腹动亢进。

诊断：慢性枢阴病。

治则：温调枢部，祛瘀止痛。

主方：桂枝调心汤原方加五灵脂。

百合 20g，乌药 10g，丹参 20g，郁金 10g，瓜蒌 20g，牡蛎 20g，五味子 10g，桂枝 15g，白芍 15g，川椒 7g，党参 20g，甘草 10g，五灵脂 30g，大枣 3 枚。

一日一剂，水煎服。治疗约三个月后，疼痛未复发，并经胃镜检查为慢性浅表性胃炎。

病例 29　桂枝调胃汤治疗腹痛

陈某某，男，20 岁，2015 年 5 月 18 日初诊。腹痛反复发作十余天，大便不畅，经西医抗生素治疗无效，腹诊时，腹动亢进，左右髂动脉搏动也明显亢进，脐周压痛明显，脉弦大。

主症：腹动亢进，脉弦大。

诊断：慢性里阴病。

治则：温里、散寒、止痛。

主方：桂枝调胃汤。

陈皮 30g，白芍 30g，大黄 10g，桂枝 15g，川椒 10g，党参 30g，炙甘草 10g，大枣 2 枚。

一日一剂，水煎两次再加一勺蜂蜜，分三次服。服药三剂腹痛基本缓解，继服三剂而愈。

病例30　桂枝调心汤治疗胃溃疡反流性食管炎

程某某，男，59 岁，2013 年 1 月 25 日初诊。患者近一年来胃脘隐痛，时发时止，一周前在晋中市某医院做胃镜检查诊断为：胃多发溃疡；反流性食管炎。服用西药无效故来就诊，现症见：胃脘隐痛，时发时止，喜温喜按，食道有烧灼感，伴泛酸、烧心、心悸、神疲乏力、食欲不振、形体消瘦，大便溏稀，一日一次。舌质淡，舌体胖大，苔薄白，脉沉细无力而涩。腹诊：腹部平坦，腹动亢进，压痛明显，上腹部可触及水泛波。

主症：涩脉，腹动亢进，腹痛，腹泻，食少，水泛波。

诊断：慢性枢阴病合里阴病。

治则：温调枢部，利湿逐瘀。

主方：桂枝调心胃汤。

百合 30g，乌药 15g，丹参 30g，郁金 15g，瓜蒌 30g，牡蛎 30g，陈皮 30g，白芍 30g，桂枝 15g，川椒 10g，党参 30g，炙甘草 10g，麦冬 15，五味子 15，茯苓 30g，白术 30g，黄连 6g，吴茱萸 6g，神曲 20g，五灵脂 20g，败酱草 15g，大枣 2 枚。

一日一剂，水煎服。服药七剂后诸症明显减轻，食欲增加，原方继服十剂后食道烧灼感及泛酸、烧心消失，继以原方去黄连、吴茱萸。服药两个月后诸症消失，后予复健散一料而痊愈。

病例31　柴桂姜调心汤治疗咽炎

温某某，女，23 岁，2013 年 1 月 13 日初诊。自觉咽喉不利、痰黏不爽三月余，偶有咽痛，伴口苦、口渴，大便稀，一日一次，余无不适。腹诊：胸胁苦满，腹动亢进，上腹部皮肤冰冷。舌质红，苔薄黄，脉涩。

主症：胸胁苦满，腹动亢进，涩脉。

诊断：慢性枢部并病。

治则：协调枢部，解肌利咽。

主方：柴桂姜调心汤。

百合 30g，乌药 15g，丹参 30g，郁金 15g，瓜蒌 30g，牡蛎 30g，麦冬 15g，五味子 15g，柴胡 20g，桂枝 15g，干姜 10g，黄芩 15g，天花粉 30g，党参 30g，甘草 10g，葛根 30g，浙贝母 15g。

一日一剂，水煎服。服用十五剂而愈。

病例 32　桂枝调心汤合解肌汤治疗成人斯蒂尔病

赵某某，男，18 岁，2014 年 8 月 12 日初诊。主因发热伴见全身多关节疼痛于 2014 年 8 月 4 日至 8 月 12 日在山西某医院住院确诊为成人斯蒂尔病。出院情况：依托考昔片每日 120mg 维持，心率 90 次/分，颌下及腹股沟淋巴结肿大，肝脾轻度肿大，体温基本正常，白细胞计数 26.7×10^9 g/L，血沉 50mm。出院当日来我院就诊，患者自觉心悸、疲乏无力，双侧腕关节肿痛，饮食欠佳，二便如常。腹诊：胸胁苦满与腹动亢进同时存在。脉浮数。

主症：胸胁苦满，腹动亢进，脉浮数（脉搏 90 次/分）。

诊断：慢性枢部并病。

治则：协调枢部，发汗解肌。

主方：柴桂调心汤加葛根。

百合 20g，乌药 10g，丹参 20g，郁金 10g，瓜蒌 20g，牡蛎 20g，麦冬 10g，五味子 10g，柴胡 20g，黄芩 10g，半夏 15g，桂枝 15g，白芍 15g，生姜 15g，炙甘草 15g，人参 10g，葛根 60g。

四剂，一日一剂，水煎服。因当天晚上再次出现发烧，体温达 38℃ 以上，四剂药后仍发烧而转诊其他大夫，至 8 月 30 日上午再次找我，情况与前基本相同，体温每于晚上 8 点以后升高，最高可达 39℃，服用扑热息痛可以降至正常。查：脉浮大无力而数，心率 100 次/分（体温不高）。腹诊：胸胁苦满已除，腹动亢进明显，双侧腹直肌僵硬，脉虽然无明显"三不等"，但心率在体温不高时仍为 100 次/分，已经说明心功能减弱。

主症：脉浮大无力而数，心率 100 次/分，腹动亢进。

诊断：慢性枢阴病。

治则：温调枢部，发汗解肌。

主方：桂枝调心汤合解肌汤且重用葛根。

百合 20g，乌药 10g，丹参 20g，郁金 10g，瓜蒌 20g，牡蛎 20g，麦冬 10g，五味子 10g，桂枝 15，白芍 15g，生姜 15g，炙甘草 15，人参 10g，葛根 60g，金银花 20g，丝瓜络 10g，车前子 20g，黄芪 20g，大枣 3 枚。

三剂，一日一剂，水煎服。本患者心率虽然达 100 次/分，但双侧腹直肌僵硬且无明显胸满故仍用白芍。

2014 年 9 月 5 日复诊，自觉精神好转，心率为 80 次/分，仍于每晚 10 点体温升高但低于 38℃，白细胞计数为 $16.7 \times 10^9 g/L$，腹诊时右上腹部可触及水泛波。故上方加茯苓 15g、白术 15g，并将葛根加至 80g，以此方共坚持服用三十三剂而愈。检查白细胞、血沉均达正常，B 超提示肝脾肿大消失。

病例 33　调心胃攻坚汤治疗肺癌

李某某，男，74 岁，2014 年 4 月 5 日初诊。因发热、头晕、咳嗽、疲乏无力由人搀扶就诊，收住我院，住院确诊为右肺癌伴胸腔积液，经对症处理后发热退，主治大夫建议进行化疗，但家属决定放弃化疗改用中药治疗，4 月下旬出院后开始服中药。刻诊：胸闷，胸痛，气短，夜间不能平卧，咳嗽，咳痰，头晕，心悸，腹胀，大便不爽，食少神疲，脉涩且数（脉搏 90 次/分），双侧聚关脉。腹诊：胸胁苦满。

主症：涩脉，聚关脉，胸胁苦满。

诊断：慢性枢阳、里阳合病。

治则：协调枢部，解郁散结，清理血液。

主方：调心胃攻坚汤加葶苈子 15g、白花蛇舌草 30g、半枝莲 15g、金银花 20g、丝瓜络 10g、车前子 20g，并用芫花 30g 加大枣 30 枚同煮至水干净后去掉芫花留大枣，每日吃大枣 5 枚，守方坚持服药七十余剂症状明显缓解，复查胸片见胸腔积液消失，原方去葶苈子、金银花、丝瓜络、车前子，停用芫花煮大枣，仍以原方加减服用至 2015 年 4 月底病情稳定。后患者死于脑梗死，未再出现胸痛，胸水未复发。

按语：对于肿瘤的治疗，以四脉为核心，结合腹诊选用协调方加用清理血液的药物金银花、白花蛇舌草、半枝莲、白英、冬凌草等均可收到很好的疗效。

病例34 调胃攻坚汤治疗前列腺癌

许某某，男，70岁，2017年3月7日初诊。患者于2017年2月27日至3月16日主因排尿困难、无力，尿线变细，在晋中市某医院住院诊断为：前列腺癌。MRI诊断：前列腺癌（病变大小约8.1cm×7.3cm×8.3cm），膀胱及双侧精囊腺受累，伴多发骨转移，盆腔内多发肿大淋巴结。住院期间自觉症状未缓解，来我院就诊。现症：大便不通，一周左右一次，排出困难伴腹胀腹痛，小便点滴，淋漓不利。腹诊：胸胁苦满很严重。舌质红，苔黄腻，双侧聚关脉明显如豆状而坚硬。

主症：聚关脉，胸胁苦满。

诊断：慢性里阳病。

治则：理气解郁，软坚散结。

主方：调胃攻坚汤加减。

陈皮20g，白芍30g，大黄7g，柴胡20g，黄芩10g，苏子20g，川椒7g，党参20g，炙甘草6g，夏枯草20g，牡蛎20g，王不留行80g，金银花15g，丝瓜络20g，车前子20g。

七剂，一日一剂，水煎服。

2017年3月10日二诊，服药后症状有明显改善。原方加白芍30g、柴胡10g、王不留行20g、莱菔子30g、白花蛇舌草30g。七剂，一日一剂，水煎服。

2017年3月16日三诊，服药后症状明显改善。以二诊方略做加减共服七十二剂。大小便正常，胸胁苦满程度减轻，聚关脉变小而不坚硬。

2017年7月17日B超：前列腺增生伴结石（前列腺大小为3.5cm×4.7cm×4.0cm，形态不规则，回声不均匀，内可见散在强回声斑）。嘱其继续坚持服药。

2017年7月31日至12月14日间仍以二诊方稍做加减间断服药五十余剂。聚关脉基本消失，患者无明显不适。2018年4月2日电话回访患者自觉良好，无明显不适感。

病例 35　调心肝汤治疗转氨酶增高

周某某，男，46 岁。2017 年 3 月 18 日初诊。患者平素喜饮酒，每日饮酒量在 500mL 左右。近日自觉周身乏力、食少纳呆、心慌、失眠，故来就诊。其面色萎黄，大便正常，心率 100 次/分。腹诊：胸胁苦满。舌质红，苔薄黄，涩脉、聚关脉。腹部彩超示：脂肪肝。肝功示：谷草转氨酶（ALT）：115U/L；γ-谷氨酰基转移酶（γ-GT）：963U/L；总胆红素（T-Bil-V）：28.0umol/L；直接胆红素（D-Bil-V）：15.8umol/L。

主症：涩脉，聚关脉，胸胁苦满。

诊断：慢性枢阳、里阳合病。

治则：理气解郁，协调枢部。

主方：调心肝汤。

百合 20g，乌药 10g，丹参 20g，郁金 10g，瓜蒌 20g，牡蛎 30g，五味子 10g，柴胡 10g，黄芩 10g，苏子 20，川椒 7g，党参 20g，炙甘草 7g，龙骨 30g，茵陈 30g，栀子 10g，车前子 20g，陈皮 20g，白芍 20g，大黄 3g。

每日一剂，水煎服。

2017 年 7 月 1 日二诊，原方稍做加减共服八十六剂。

2017 年 9 月 20 日三诊，心率 80 次/分，查肝功指标均已正常，血脂示：甘油三酯（TG）：2.22mmol/L，极低密度脂蛋白（VLDL）：1.01mmol/L。原方去栀子，加生山楂 20g、炒决明子 20g。十四剂，每日一剂，巩固疗效。

病例 36　桂枝调心汤合疏肌散治疗腰椎间盘突出症

武某某，女，73 岁，2017 年 1 月 12 日初诊。腰痛伴右下肢麻木半月余，患者一年前经 CT 诊断为腰椎间盘突出，近半月来腰部疼痛难忍，行走困难，伴右下肢麻木、饮食欠佳，大便不爽，3～4 天一次。舌质淡红，苔薄白，脉涩。腹诊：腹动亢进明显，有压痛。

主症：腰痛，涩脉，腹动亢进。

诊断：枢阴病合表寒证。

治则：温调枢部，解肌止痛。

主方：桂枝调心汤合疏肌散。

百合20g，乌药10g，丹参20g，郁金10g，瓜蒌20g，牡蛎20g，五味子10g，桂枝15g，白芍15g，生姜15g，党参20g，炙甘草7g，葛根50g，独活10g，防风15g，制附子12g，大枣3枚。

五剂，一日一剂，水煎服。

2月3日二诊，患者称五剂药服完不仅腰痛痊愈而且精神明显好转，因春节劳累，近日又感体力不支故想继用中药调理，脉证同前。仍予原方七剂。

2月18日其子代为开药，称其母近日无明显不适，仅感饮食消化稍差，大便一日一次。原方加茯苓15g、白术15g、焦三仙各15g，葛根改为30g。七剂，一日一剂，水煎服。

病例37 桂枝调神汤治疗小儿夜啼

刘某某，男，1岁，2018年2月25日初诊。该患儿每晚1至2点必然哭闹1小时，而后入睡，无其他不适，腹诊有腹动亢进。

主症：腹动亢进。

诊断：慢性表阴病。

治疗：协调内外上下。

主方：桂枝调神汤。

桂枝6g，白芍6g，川椒4g，太子参6g，牡蛎8g，钩藤5g，甘草4g，陈皮6g，大黄3g，玉竹8g。

上方嘱其两天服一剂，每日三次，共服三剂而愈。

按语：此患儿以里寒为主而上部偏热，每到1至2点时，自然界阴极而阳转，此时患儿里部寒极，格阳于上，正值自然界阳转，故大脑兴奋而哭闹，此方温里而潜阳，故有效。

病例38 桂枝加龙骨牡蛎汤治疗过敏性哮喘

刘某某，男，29岁，2007年8月30日初诊。患者患过敏性哮喘两年余，对任何烟味都过敏。发作时喘不得息，发作过后如常人。腹动亢进，脉弦，聚关脉，脉搏85次/分。

主症：腹动亢进，脉弦，聚关脉。

诊断：里阴病（牵连表寒证而喘）。

治则：温里。

主方：桂枝加龙骨牡蛎汤。

桂枝 15g，白芍 25g，干姜 10g，甘草 12g，龙骨 40g，牡蛎 20g，麻黄 5g。

上方服四剂病情大有好转，脉搏为 75 次/分，原方白芍加到 30g，继服五剂而愈。

按语：此乃桂枝剂证，重用白芍以缓解气管痉挛，龙骨、牡蛎有抗过敏作用。

病例 39　理血逐瘀汤治疗阑尾炎

赵某某，女，80 岁，2018 年 1 月 13 日初诊。患者因右下腹疼痛去医院检查诊断为阑尾炎，建议手术治疗，因年龄大惧怕手术而来门诊求治。现症：身体状况一般，右下腹疼痛，压痛、反跳痛明显，腹动亢进，胸胁苦满，大便二日未行。脉弦。

主症：腹动亢进，胸胁苦满，少腹急结。

诊断：枢实证。

治则：理血逐瘀。

主方：理血逐瘀汤。

柴胡 15g，金银花 15g，陈皮 15g，大黄 8g，牡丹皮 20g，桃仁 20g，桂枝 10g，生王不留行 20g，白芍 20g，甘草 6g。

服两剂腹痛大有好转，继服三剂痊愈。

按语：临床上治疗用药以中医诊断为主，但必须参考西医诊断，否则容易贻误病机。

病例 40　桂枝调心肾汤治疗系膜增生性 IgA 肾病

段某某，女，26 岁，2016 年 3 月 26 日初诊。患者于 2015 年 9 月 11 日至 11 月 2 日在某医院住院治疗，主要诊断：慢性肾脏病 5 期（病理诊断：系膜增生性 IgA 肾病伴缺血性肾损伤）；肾性高血压；肾性贫血；闭经。每周两次规律性血液透析治疗，出院后一直坚持未中断。现症：全身稍浮肿，双下肢较重，每周透析两次，肌酐仍在 600umol/L 以上，血红蛋白 89g/L，血压 150/110mmHg，神疲乏力，恶心，腹动亢进。脉涩，脉搏 100 次/分。

主症：脉涩、数，腹动亢进。

诊断：慢性枢阴病。

治则：协调整体。

主方：桂枝调心汤合桂枝调肾汤。

百合 20g，乌药 7g，丹参 20g，郁金 10g，瓜蒌 20g，牡蛎 20g，五味子 10g，桂枝 15g，白芍 15g，川椒 7g，党参 20g，红参 8g，陈皮 15g，黄芪 30g，大黄 6g，玉竹 15g，益母草 15g，当归 10g，大枣 3 枚。

上方一日一剂，水煎服。至 2016 年 4 月 28 日共服 30 剂，化验肌酐降至 317umol/L，停止透析。脉涩，脉搏 66 次/分，腹诊出现胸胁苦满、少腹急结，仍有腹动亢进，故改用调心汤合调肾汤再合桃核承气汤。

百合 20g，乌药 7g，丹参 20g，郁金 10g，瓜蒌 20g，牡蛎 20g，五味子 10g，柴胡 10g，黄芩 10g，苏子 20，川椒 7g，党参 20g，红参 8g，陈皮 15g，黄芪 30g，大黄 6g，白芍 15g，益母草 15g，当归 12g，桃仁 15g，芒硝 6g，熟地黄 15g，车前子（布包）20g，桂枝 15g，大枣 3 枚。

每日一剂，水煎服。服至 2016 年 5 月 25 日，肌酐降至 233.5umol/L，血红蛋白升到 110g/L，月经来潮，胸胁苦满消失，腹动亢进仍存在，又改用桂枝调心汤合桂枝调肾汤再合桃核承气汤。

百合 20g，乌药 7g，丹参 20g，郁金 10g，瓜蒌 20g，牡蛎 20g，五味子 10g，桂枝 15g，川椒 7g，党参 20g，红参 8g，陈皮 15g，黄芪 50g，大黄 8g，白芍 15g，益母草 15g，当归 12g，桃仁 18g，金银花 15g，丝瓜络 10g，芒硝 4g，熟地黄 15g，车前子（布包）20g，柴胡 8g，大枣 3 枚。

每日一剂，水煎服。服至 2017 年 12 月基本痊愈，现已结婚。婚后又服上方一段时间后停药。

按语：本病案根据诊断，桂枝调心汤与调心汤交替使用，后又合桃核承气汤，改善腹腔、盆腔血液循环，改善肾供血，使肾脏修复，同时加强排泄肌酐的力度，故取得了较好的疗效。

病例 41　协调方与纠偏方交替使用治疗中枢神经脱髓鞘病

苗某某，女，59 岁，2013 年 5 月 20 日初诊。患者在山西省某医院诊断为中枢神经脱髓鞘病而住院治疗。治疗半年稍有好转又去北京治疗两月，效果一般故来门诊求治。现症：下体麻木已到脐上中脘处，双下肢麻木非常严重且特别怕冷，摸之皮肤如冰，双足痛甚。全身恶寒很重（来门诊看病总是坐在车内，并用棉被紧裹双下肢及腰部，不敢下车，故只能在车上诊断）。大小便不利，尤其大便不通，需用开塞露，小便需导尿。血压 160/100mmHg，空腹血糖 11mmol/L，自汗严重，失眠，纳差，腹诊腹部如板硬、压痛。脉涩、弦、聚关、上鱼际。

主症：脉涩、弦、聚关，恶寒，腹部板硬。

诊断：慢性枢部并病，急性三阴合病。

治则：解郁强枢，温通三阴。

主方：柴桂调心汤合当归四逆汤再合四逆汤。

百合 20g，乌药 7g，丹参 20g，郁金 10g，瓜蒌 20g，牡蛎 20g，五味子 10g，柴胡 10g，黄芩 10g，苏子 20g，川椒 7g，党参 20g，甘草 15g，桂枝 20g，白芍 15g，制附子 10g，防风 18g，葛根 40g，陈皮 15g，桑枝 20g，泽泻 20g，僵蚕 15g，天花粉 20g，当归 15g，通草 8g，细辛 6g，黄芪 40g。

每日一剂，水煎服。服 40 剂，病情有所好转，大小便通利，恶寒稍减轻。为了提高疗效，特别是较快地解决严重恶寒及自汗，将上方拆成协调、纠偏两方，两方交替使用，一天服协调方，一天服纠偏方。

协调方：柴桂调心汤为主。

百合 20g，乌药 7g，丹参 20g，郁金 10g，瓜蒌 20g，牡蛎 20g，五味子 10g，柴胡 10g，黄芩 10g，苏子 20g，川椒 8g，党参 20g，甘草 12g，桂枝 10g，白芍 15g，黄芪 30g，泽泻 20g，陈皮 15g，桑枝 20g，制附子 10g，葛根 30g，防风 12g。

纠偏方：四逆汤合当归四逆汤为主。

制附子（先煎）20g，干姜 18g，甘草 18g，桂枝 18g，白芍 18g，当归 15g，细辛 6g，僵蚕 15g，大黄 2g，人参 8g，半夏 15g，葛根 30g。

这样交替使用后，疗效较前好，向愈速度快，在用药过程中根据病情药物用量与药味略有调整，共服二百余剂，症状大有好转，麻木降到膝关节以下，全身恶寒减轻，自汗减少，双下肢麻木、疼痛，患者能自己下车走到诊室，但患者总觉得向愈速度慢而另找中医治疗。治疗半年毫无进展甚至有所加重再次返回治疗，仍用以上两方交替使用，不断调整，坚持治疗到2015年11月各种症状基本消失，血压、血糖正常，饮食、二便正常，腹部已软柔和，压痛减轻，唯双足轻微麻木、疼痛、恶寒，涩脉消失，上鱼际脉仍存在，2015年11月14日改用以下两方。

协调方：调神汤合疏肌散为主。

柴胡15g，桂枝20g，干姜15g，甘草18g，牡蛎20g，石膏20g，黄芪30g，葛根50g，羌活15g，独活15g，制附子（先煎）15g，防风15g，白芍30g，党参20g，桑枝20g，天花粉15g。

纠偏方：四逆汤合芍药甘草汤为主。

白芍50g，甘草20g，制附子（先煎）15g，葛根30g，干姜12g。

仍是两方交替使用，一天服协调方，一天服纠偏方，治疗过程中根据病情稍做调整，一直服到2016年2月痊愈，全疗程近3年，如果中间不间断，疗程可能会短一些。

按语：此病例的治疗采用了协调方和纠偏方交替使用的方法，既解决了整体矛盾，也解决了突出矛盾；既提高了疗效，也为患者节约了开支，减轻了经济负担。

病例42　桂枝调心汤加减治疗泛发性牛皮癣

何某某，男，28岁，2014年11月28日初诊。患者患泛发性牛皮癣，全身满布，尤以头面部为重，不仅奇痒难耐，且严重影响美观。脉涩，少腹急结，腹动亢进。

主症：脉涩，少腹急结，腹动亢进。

诊断：慢性枢阴病合枢实证。

治则：温里祛湿，活血祛瘀。

主方：桂枝调心汤合桃核承气汤、祛风利湿汤、攻坚汤。

桂枝15g，川椒7g，党参20g，丹参20g，郁金10g，牡蛎20g，瓜蒌 20g, 五味子 10g, 百合 20g, 乌药 7g, 陈皮 15g, 大黄 12g, 苦参 30g, 苍耳子 30g, 土茯苓 30g, 生石膏 20g, 浮萍 15g, 牡蛎 20g, 生王不留行 20g, 芒硝 10g（冲）, 桃仁 15g, 荆芥 10g, 夏枯草 20g, 白鲜皮 20g, 蝉蜕 8g, 苏子 20g。

一日一剂，水煎分三次服，服六十剂痊愈。

按：牛皮癣看起来是表部病，但其真正的病因常常在里部和枢部。此病例脉涩，腹动亢进而无胸胁苦满，故主选桂枝调心汤有效。

病例 43　调心汤治疗急性气管炎

姜某某，女，39 岁，2014 年 12 月 19 日初诊。患者剧烈咳嗽 10 余日，曾输液及服中药效微，故来就诊。现症：剧烈咳嗽，胸闷，短气，痰多，心率 90 次/分，胸胁苦满严重，大便稍干。脉数而无力。

主症：脉数而无力，心率 90 次/分，胸胁苦满。

诊断：慢性枢阳病合表寒证。

治则：解郁强枢，止咳化痰。

主方：调心汤合小青龙汤。

柴胡 10g, 黄芩 10g, 半夏 15g, 干姜 15g, 红参 10g, 丹参 20g, 郁金 10g, 牡蛎 20g, 瓜蒌 20g, 五味子 18g, 百合 20g, 乌药 7g, 陈皮 20g, 白芍 20g, 大黄 8g, 细辛 6 克, 麦冬 15 克, 甘草 10g, 麻黄 10g, 桂枝 10g。

一日一剂，水煎分三次服。服五剂症状大减，心率 80 次/分，继服五剂痊愈。

按：本患者病前可能心率已偏快，加之剧烈咳嗽，肺动脉压增高，更使心跳代偿性加快而功能降低，致肺循环不畅而肺脏瘀血水肿，炎症难以消除。用调心汤且用了上等红参，加强了心脏功能，改善了肺循环，消除了肺脏的瘀血、水肿，炎症很快吸收。更合小青龙汤止咳化痰，故效佳。此种病证很多，宜留意。

病例 44　调肝汤治疗转氨酶升高

陈某某，男，21 岁，2018 年 2 月 7 日初诊。患者于 2017 年 9 月份体检发现转氨酶高，经中药、西药治疗无效，经人介绍前来我院门诊求治。现症见：口干不苦，饮食、二便正常。舌体胖大，舌红苔薄黄，聚关脉。腹诊：胸胁苦满。化验结果为谷丙转氨酶208.2U/L，谷草转氨酶82.6U/L，乙肝抗体阳性。

主症：聚关脉，胸胁苦满，舌体胖大，舌红苔薄黄。

诊断：里阳病。

治则：理气解郁，清热利尿。

主方：调肝汤。

陈皮30g，白芍30g，大黄10g，柴胡15g，黄芩15g，苏子30g，川椒10g，党参30g，炙甘草10g，茵陈60g，栀子10g，车前子30g，丹参30g，郁金15g，王不留行30g，大枣2枚。

二十剂，一日一剂，水煎服。嘱其忌食动物类食物。

2018年3月6日二诊，服药后大便色黑，3~6次/日，化验谷丙转氨酶168.8U/L、谷草转氨酶55.7U/L。初诊时有轻度上鱼际脉未作考虑，患者自述因病焦虑、烦躁，睡眠较差。原方加石膏30g、牡蛎20g、桂枝6g，即合调神汤，十四剂，一日一剂，水煎服。

2018年3月23日三诊，大便4~8次/日，色黑，化验结果较二诊又有降低。原方即调肝汤合调神汤加王不留行继服，十四剂，一日一剂，水煎服。

2018年4月11四诊，化验肝功能转氨酶又有升高，高出二诊结果，但未超过初诊结果，聚关脉较前变小，患者虽有顾虑，但脉证同前，证不变，方不变。原方继服十剂，一日一剂，水煎服。

2017年4月26日五诊，化验肝功能转氨酶在正常值以下。原方继服十剂巩固疗效。

病例45　桂枝调神汤治疗失眠案

王某，女，70岁，2018年4月20日初诊。主因失眠就诊，伴见头晕、脑鸣，饮食、二便如常，体形消瘦，腹动亢进。舌质淡，苔薄白，脉浮大上鱼际。

主症：腹动亢进，脉浮大上鱼际。

诊断：慢性表阴病。

治则：温里散寒，收敛浮阳。

主方：桂枝调神汤。

桂枝 15g，白芍 15g，川椒 10g，炙甘草 10g，党参 30g，龙齿 30g，牡蛎 30g，天花粉 20g，茯神 20g，大黄 5g，大枣 2 枚。

服药四剂，睡眠明显改善，继服十余剂而愈。

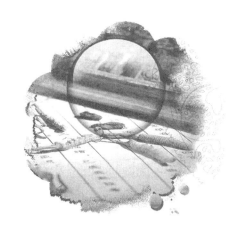

附　篇

　　三部六病学说是理、法、方、药完整的中医诊疗体系。无论任何疾病，都是致病因素作用于人体后，在机体反应的一般规律上，因人体抗病能力的不同，在三部发生气血逆偏产生不同的阳性或阴性反应而表现出六个不同的症候群即六病。因势利导采用急性六病或慢性六病的"三部六病九治法"使三部气血达到动态平衡而疾病自愈。所以说三部六病学说可以涵盖传统的八纲辨证、六经辨证、脏腑辨证、卫气营血辨证、三焦辨证等多种辨证法。学好三部六病学说临床各科各种疾病大部分可以应对。

　　三部六病学说是刘绍武先生在深研屡用《伤寒论》的基础上创立的。急性六病的治疗主要依托《伤寒论》经方，治疗慢性六病的协调方，其基础方也都来源于《伤寒论》。小柴胡汤与桂枝汤及两个方子的系列加减方是《伤寒论》主要方剂，学好两大类方是学好三部六病学说非常重要的基本功，也是运用三部六病学说提高临床治疗技巧，以及做到"准确诊断，有效治疗"必须掌握的。康守义大夫于2017年11月、2018年5月在北京中医药大学三部六病学社分别召开了"桂枝剂的临床运用"与"柴胡剂的临床运用"两场讲座，我与其弟子于小霞根据录音将其讲授整理成文字，一并附之于后，以期对大家学习"三部六病学说"与《伤寒论》起到帮助作用，因为小柴胡汤与桂枝汤的加减方是《伤寒论》的主要方剂。

《伤寒论》桂枝剂的临床应用

北京中医药大学三部六病学社讲座　康守义　2017 年 11 月
（整理者：武德卿　于小霞）

各位老师、同学们好！

别说是在座的老师，就是在座的同学也都是我的老师，比我的知识多得多，这不是谦虚，因为我就是一个学徒出身，文化水平不高，没什么学历。我给老师讲，就好比孔子面前讲文章，不过有一个好处，只有你讲，老师才能知道你哪里不足、哪里有问题。所以希望各位老师听了以后用各种方式给我一定的指导，因为我毕竟是个农村医生出身嘛，没有上过大学。

今天我给大家讲的是《伤寒论》桂枝剂的临床应用。那么讲的范围就是桂枝汤和以桂枝汤加减的一些方子，如桂枝汤演变的方子就不讲了。因为时间的关系，今天上午在良乡那边紧讲慢讲两个半小时，后头就"开快车"了，有些我就没讲到位。我讲的主要是《伤寒论》里桂枝汤的临床应用，咱们就是以《伤寒论》为主要内容，学医嘛，一定要学《伤寒论》。说实在的，我在 40 岁以前知道《伤寒论》，也读过《伤寒论》，但是没有把它读懂。我在 42 岁拜刘绍武先生为师以后，才开始对《伤寒论》逐渐有点认识，所以《伤寒论》我没有背会，背不会，因为 40 多岁了，比我老师差多了。为什么学医要学《伤寒论》呢？我简单说几点：

第一，《伤寒论》是以实践为第一的专著，是完全以实践为基础写的，没有任何的虚话。比如说，第 15 条："太阳病，下之后，其气上冲者，可与桂枝汤，方用前法；若不上冲者，不得与之。"这是完全基于实践得出的结论。那太阳病为什么要用下法呢？因为桂枝汤证的特点是发热、汗出，它和承气汤证有相似的地方，都有发热、汗出，但它又和承气汤证有区别，即没有腑实，所以下法在这里是错误的。关于《伤寒论》这部书我要再说两句，它博大精深，可以说是"横看成岭侧成峰，远近高低各不同"，谁也没有办法把《伤寒论》研究透。所以我再一次说，我跟刘绍武先生学三部六病以后对《伤寒论》的一些认识不一定都正确，希望大家在听的过程中用辩证的态度来听。那么说这第15条，它是太阳病，是桂枝证，它有发热、汗出，所以错误地用了下法，造成了"其气上冲"。关于桂枝汤证的病理，下面还要讲，"若不上冲，不得与之"。什么情况它就没有上冲呢？就是麻杏石甘汤证，因也是发热、汗出，如果把麻杏石甘汤证当承气汤证用了下法，很可能造成的是"喘而汗出"。"下后不可更行桂枝汤，喘而汗出，麻黄杏仁甘草石膏汤主之"。这是把麻杏石甘汤证错误地用了下法，那是不可能"其气上冲"的，所以若没有"其气上冲"，不可与桂枝汤，不然那就是以热治热。从这一点我们看《伤寒论》完全是以实践为第一，不是预先有什么设想，而是根据实践，是什么情况，讲什么情况，是什么病理治什么病理、用什么药。

第二，《伤寒论》的特点就是实践与理论非常统一。那么说我们在临床上有好多中医，他讲的、说的和他做的不是一回事。他给你讲的是一回事，他在临床看病又是一回事。有的讲《伤寒论》，不用伤寒方，也有这样的大夫。《伤寒论》的实践和理论是完全统一的，比如说第12条："太阳中风，阳浮而阴弱，阳浮者，热自发，阴弱者，汗自出，啬啬恶寒，淅淅恶风，翕翕发热，鼻鸣干呕者，桂枝汤主之。"在这一条它的病理是阳浮而阴弱，什么叫阳浮而阴弱，我们下边再讲。阳浮而阴弱是它的病理，由于阳浮而发热，由于阴弱而汗出，就是说出现的症状是"啬啬恶寒，淅淅恶风，翕翕发热"，这是它的病理、症状和诊断非常统一，治疗更是统一的，所以说理论和实践是一致的。阳浮而阴弱是理论，阳浮者热自发、阴弱者汗自出是理论指导实践，那是非常统一的。这是它的第二个特点。

第三，《伤寒论》我认为像是一个纪实性的文章，他是把临床病例实实在在记录下来。比如说第12条，他在他的方解里面记得非常详细，就像今天我们写病历一样记得很细，他说"上五味，㕮咀三味，以水七升，微火煮取三升，去滓，适寒温，服一升"。你看看他，就这么细，把药切成片他都记，而且用多少水、煮到多少，适寒温，他都记。"适寒温"，即不能喝得太烫，也不能太凉。这就是药物的详细煎法和服法。而且他记了"服已须臾，啜热稀粥一升余，以助药力"，他就是用粥来帮助药达到治疗目的，这是护理上特别重要的一环。为什么要食粥，下面再给大家讲。他继续说"温覆令一时许，遍身漐漐微似有汗者益佳"。"温覆"是什么，就是给病人稍盖点被褥，盖点被褥的目的是保护人的阳气，保护人的热量。"漐漐微似有汗"就是微微出点汗，大汗淋漓病必不除。这更是护理上详细的记录，而且他说"若一服汗出病瘥，停后服"，这是治疗的程度。喝一次出汗了，热也退了，剩下的你就倒掉了，就不再服，这是治疗程度。"若不汗，更服，依前法"，就是说喝一次，如果不出汗，再喝一次，和前面的方法一样。"又不汗，后服小促其间"，还没发汗，那你就得过一阵子再喝一顿。"半日许令三服尽"，半天就把这一剂都喝完了。"若病重者一日一夜服，周时观之"，如果病重就白天晚上不停地喝，一会儿喝一顿，周时观之，这就像咱们今天的特级护理。"服一剂尽，病证犹在者，更作服"，服一剂，病证还在，再服。"若汗不出，乃服至二三剂"。你看喝一次好，剩下的就不再喝了，倒掉了，要是好不了，可以喝到二三剂。所以说《伤寒论》记得这么细，张仲景观察病人观察得这么周到，记录得这么详细，可以说他的可靠性就很高了。当然说观察也得有相当的经验和技术，你才能观察到这样的程度。如果没有相当的经验和技术，也不会观察到这样的程度，所以说它好像是纪实性的，也就是说临床上是什么情况，他就记什么情况，没有一句虚言。

第四，《伤寒论》的理论和实践对疾病的覆盖范围特别大，其他的任何医学专著也不可能像《伤寒论》覆盖得这么大，你说他的六病几乎把阳病、阴病全部覆盖了，其他专著对疾病的覆盖面不像《伤寒论》这么大。所以说你读懂《伤寒论》，可能对付大部分的病就都可以了，但其他专著达不到这个程度。

第五，《伤寒论》有很有效的方子。《伤寒论》这些方子很有效，我下面给大家举病例的时候，大家就清楚了。我把这些方子做个比喻，就是说这个伤寒方，好像是非常锋利的刀，用非常好的钢造出的刀，你切肉的时候不沾油，而且很锋利，切的肉又干净又标准，出的力还小，用的时间又短。那么好多时方，也能治病，但它和这个铁皮刀一样，用的时间长，出的力气大，切的肉也不标准。伤寒方子就是刚才讲的，很可能吃一顿就可以好。所以说《伤寒论》这些方子呀，我在临床上体会，比如说就是桂枝汤，它才五味药，除了生姜、大枣，这是我们的食材，就剩三味药了，甘草是非常普通的药了，再去掉，就剩桂枝和芍药了。好多医生对这个桂枝汤重视不起来，认为个头太小，没人信，所以你给病人开个桂枝汤，比如说药店有生姜、大枣，你还像是一剂药，如果药店还没有生姜、大枣，你开了三剂药，抓了这么一点，这个病人就不相信，这能好么？但是《伤寒论》的方子，大家体会，慢慢到临床上体会，确实是这样的。我给大家讲了《伤寒论》这几个特征，为的是给下面讲桂枝剂先铺垫一下，下面我们正式讲桂枝剂的临床应用。

　　这个桂枝剂在我们《伤寒论》出现的频率很高，就是说出现的次数非常多。但是我们要看桂枝汤证究竟是一个什么病，我们要从它的原发病条文来看。什么是原发病条文呢，就是"太阳病如何如何，桂枝汤主之"。这就是一冠太阳病，很快就讲它的症状，就是说后边这个症状就是直接反映太阳病的，这叫原发病。如果说太阳病，十日已去，脉浮细而嗜卧者，外已解也。胸满胁痛者，是小柴胡汤。脉但浮者，是麻黄汤。这也是太阳病，但是这个太阳病经过十天，它已经变化了，不是原发的太阳病了。又比如，"太阳病，发汗，其人仍发热"，这个后边的症状也不是原发的太阳病了，就是通过发汗以后，它原发的太阳病症状已经不在了，所以我们看看原发的桂枝汤证是一个什么病。第12条太阳病，刚才就给大家讲了，阳浮而阴弱，阳浮者热自发，阴弱者汗自出，这是原发的太阳病，就是说太阳病有桂枝汤证。第13条："太阳病，头痛，发热，汗出，恶风，桂枝汤主之。"第13条也是原发的太阳病，但到234条："阳明病，脉迟，汗出多，微恶寒者，表未解也，可发汗，宜桂枝汤。"这一条是阳明病的原发病，就是说，一说阳明病就有脉迟、汗出多，这是原发的阳明病，为什么也用桂枝汤？从这两条看这个桂枝汤证究竟是太阳病还是阳明病，就不好说了。第276条："太阴病，脉浮者，可发汗，宜桂枝汤。"这又是原发的太阴病，一说太阴病脉浮、可发汗，就想到宜桂枝汤。所以说从这4条看，这个桂枝汤证究竟是个太阳病还是太阴病还是阳明病，这就下不了结论。为什么下不了结论，因为都是原发病，为什么在三个病里都有桂枝汤证。

那么要想把这个问题解决好,我就按三部六病的方式来思考。这是《伤寒论》的疾病归类的问题。《伤寒论》六病的疾病归类,它是根据什么归类的呢?就从太阳病说,有桂枝汤证,有麻黄汤证,有抵当汤证等,有这么多证,那么单说太阳病,它是个什么病呢?麻黄汤证与桂枝汤证刚好相反,那抵当汤证它是个枢实证呀!所以说《伤寒论》的疾病归类所说的那个六病的内涵,不是我们常说的这些归类方法。它不是按病位归类的,我们一说太阳病就认为是表证,但为什么用抵当汤;一说阳明病我们都知道是里部的实热证,为什么也会有麻黄汤证和桂枝汤证的原发病,所以说《伤寒论》的疾病归类不是按病位归类的。同时也不是按病性,太阳病也有麻黄汤证,也有桂枝汤证,病性上刚好是相反的两个病呀!所以它也不是按病性归类的。那么《伤寒论》的疾病归类,它是按什么归类的呢?我们认为是按时间归类的,就是说发病时间和病情加重的时间,主要是发病时间。在《伤寒论》有这么 6 条关于时间的论述。第 9 条:"太阳病欲解时,从巳至未上",那就是从上午的九点到下午的三点。第 193 条"阳明病欲解时,从申至戌上"是从下午的三点到九点。第 272 条"少阳病欲解时,从寅至辰上"是从凌晨的三点到上午的九点。第 275 条"太阴病欲解时,从亥至丑上"是从晚上的九点到凌晨三点。第 291 条"少阴病欲解时,从子至寅上"是从晚上的十一点到凌晨的五点。第 328 条"厥阴病欲解时,从丑至卯上"是从凌晨一点到上午的七点。这个"欲解时"在我们三部六病讨论小组经过多次讨论认为这个"欲解时"是发生六个病的时间,而不是病要好的时间。我们试想我们都是医生,就普普通通一个感冒,你能把它的痊愈或者是好转预测到钟点上吗?我觉得能做到的医生是很少吧!不可能做到。我们大部分人都得过感冒,我们感冒吃点药,大部分是晚上睡着了,身上出点汗,早上起来觉得轻快多了。所以说,这人的机体包括植物,自身的修复都在晚上,所以我们必须晚上休息。我是个种地的人,高粱、玉米长到一两尺高时,你要是晚上到地里蹲在那里听,你能听到庄稼在往上长的声音,但是白天听不到。所以说,欲解时不是病要好转时间,而是疾病发病时间,是我们认识到这个疾病的时间。从这个认识疾病的时间我们可以看出一个什么问题呢?三个阳病发病时间比较清楚,比如说太阳病发病时间是上午九点到下午三点;三阴病发病时间互相重复的很多,在子时，太阴、少阴、厥阴相互重复，所以子时是一天阴气最重的时候，也是因病死亡最多的时候。我们认为在上午九点到下午三点发病出现发热的病叫太阳病，我们就是这样认识的。《伤寒论》的疾病归类是按时间归类的，因为只有时间才能无所不包，只要在这个时间段发病，无论寒热虚实都是这个病。但是就稀里糊涂在这个时间发病都一样吗？也不是。每一个时间段发病，都有一个标准病。比如说太阳病，它有非常标准的太阳病。那么哪一条是非常标准的太阳病呢？第 1 条："太阳之为病，脉浮，头项强痛而恶寒。"这是标准的太阳病，因为是提纲，所以张仲景没有列举治疗处方。符合这一条就是标准的太阳病。比如也在太阳时发病，也是原发病，但不符合这个病性，虽然也在表部，但是病性不是实热证，那就是非标准太阳病，非标准就是不标准的太阳病，但也是原发病。第 2 条："太阳病，发热，汗出，恶风，脉缓者，名为中风。"这是非标准太阳病。它是表部的虚寒证，是非标准的太阳病。如果太阳病，不管你原发病是个什么病，你经过治疗，或者是经过时间的推移，那病就变了，如果经过错误的治疗，很可能就成了坏病，那就是第 15、16 条所说的成了坏病了。随着时间的推移你的病证变了，这些条文所指的病，我们认为是太阳病的变证。所以我们认为《伤寒论》的疾病归类，一个标准的，一个非标准的，一个变证的，就是这么三个层次。所以说，我们六条纲领的条文，认为都是标准的。比如说第 180 条："阳明之为病，胃家实是也。"它也是标准的阳明病，符合这一规律。这样我们《伤寒论》的六病，有六个标准病。凡是"什么之为病"，都是标准病。它就是这个阳明病也好，太阳病也好，这个时间段的标准病，它的病时、病位和病性三统一，是标准病。一说太阳时，是巳时至未时，病位在表部，病性是实热证，这是标准的太阳病。如果病在寅时，是少阴时，病位在里部，我们叫半表半里部，在《伤寒论》叫里部，病性是虚寒证，这是标准的少阴病。我们大家都知道，少阴病有 3 条急下证，承气汤证还能说是少阴病吗？按我们普通理解是少阴时发的阳明病即里阳病。这样一来，我们就和三部六病的六个病有一个对应的关系。我们三部六病是表阳病、表阴病、里阳病、里阴病、枢阳病、枢阴病，也是六个病。因为每部有两个病，那么标准的太阳病正好对应我们三部六病的表阳病，标准的阳明病正好对应我们三部六病的里阳病，这样六病对应下来就剩一个厥阴病。"厥阴之为病，消渴，气上撞心，心中疼热，饥而不欲食，食则吐蛔。下之利不止。"这是里部的一个寒热错杂证，它符合厥阴时的时间特点，厥阴时和少阳病的时间有重合，所以这段时间得的病是寒热错杂的。那么三部六病还剩一个表阴病，表阴病的标准条文就是第 2 条："太阳病，发热，汗出，恶风，脉缓者，名为中风。"这是表阴病。这样，我们把《伤寒论》的六病和三部六病的六病就对应起来了，这样我们就可以用三部六病的六病去学习《伤寒论》的六病。我们下一步就用三部六病来分析桂枝汤证和桂枝汤方。

在这里我给大家说一下这三部。我们在这里有的人可能接触过三部六病，有的可能还没有接触到三部六病。三部六病就是把人体分为三部，表部、里部、半表半里部。表部指的是以肺为中心的外壳，它的功能主要是人体与外界的气体交换和热量交换，天热它就散热，天冷它就蓄热，这个是热量交换，而且是人体的支架；里部主要是消化道，从口腔到肛门的整个消化系统，它的功能主要是消化和吸收；半表半里部主要是以心脏为中心的循环系统，包括大循环、小循环，也就是说，凡是有血的地方，我们都叫它半表半里部。我们这个三部是有这样一个解剖概念，但是我们认识疾病，不是完全按这个解剖位置来认识的，无论是从生理还是病理的角度，我们主要是从三部的功能上来认识。那有的人就问我紫癜属于哪一部的疾病、肾脏属于哪一部、肝脏属于哪一部。我们主要是从功能上认识三部，无论身体有什么病，你的病肯定要涉及这三部的功能。我们大家都知道头疼，头疼肯定是表部的病呀，但是厥阴病头痛是吴茱萸汤证，那么吴茱萸汤是暖胃的方子，它是治里部的呀！它怎么治头痛呀！所以说，这个头痛的病理是在里部，而不是在表部。它首先是胃不好、是消化系统不好，我们把消化系统治好了，这个头痛自然就好了。这个头痛是里部病的一个牵连症，里部病牵连出现的一个表部的症。所以说，我们在病理上一定要找到它的病理涉及的功能是在哪一部。比如说，你是个咳嗽，简单说一点那是表部的症状，但是小青龙汤治咳嗽，那是光治表证吗？那麻黄、桂枝可以说是治表证的，那么干姜呢，芍药呢？所以《伤寒论》说"伤寒，心下有水气"，这个"心下有水气"在什么地方呢？就在胃里头，他是消化道的问题，所以说我们主要是要从功能上来认识的。你比如说，一个简单的咳嗽，你咳痰，用小青龙汤，如果你咳嗽出血，那就又涉及循环系统了，可能是肺热，也可能是肺寒，但是如果心脏特别不好，小循环特别不好，肺部特别瘀血，咳嗽也容易出血。为什么要给大家讲这个，因为桂枝汤要涉及表、里、枢三部，所以我们讲三部主要是以功能为主。比如你带下特别多、盆腔有炎症、子宫有炎症，这就要看检查的结果，如果你腹部有水泛波，这是里部不好，可能用苓桂术甘汤也好，桂枝汤加茯苓、白术也好，很可能就把这个炎症治好了，这就是要看你疾病涉及哪部。那么我们还是来说我们的桂枝汤。究竟桂枝汤证的病理是个什么病理呢？我们说第12条就讲得非常好。第12条说："太阳中风，阳浮而阴弱。"什么叫阳浮？什么叫阴弱？我们说人体大体上就这么两部分，一部分是固态的，你的四肢百骸、五官九窍，这个是固态的，你比如说你鼻子不能长到喉咙上，但是气血是动态的，它是液态加气态。我们身上的血1分钟就可以循环一次，所以血是无处不在的，那么气血在你固态体内的循环是为什么呢？为的就是供给三部气血，我们把这固态的就叫三部，给三部供应营养，就叫气血。这个气血到了组织间，和细胞发生代谢，产生功能是气；在血管里是血，通过微循环变成气。你眼睛为什么能看见呢，就是气血供应到眼睛，跟眼睛的结构、细胞发生代谢，眼睛就能看见了。这样看来人体的结构决定功能。这个气血供到眼上眼能看，供到耳上耳能听，它是你的结构决定了你的功能，而不是气血决定了你的功能。为什么要给大家讲这个，就是说我们涉及阳浮而阴弱，桂枝汤它治的病最根本的是阴弱。在《伤寒论》里阴一般指的是里，阳一般指的是外。这个阴阳可以指病人的病位在表里，也可以是表里的气血。比如第23条"此阴阳俱虚"，是表里的气血都虚，所以不可"更发汗、更下、更吐"，所以说它也指表里的气血。阴弱主要是里部的供应不足，里部的供应不足主要是胃肠的吸收功能下降，所以桂枝汤证的基础是里部不好，就是说你的胃肠系统处于寒性的痉挛状态，它的吸收功能不好，所以桂枝汤证的病人吃饭很可能不好。由于里部虚寒，吸收不了营养，不能来供应表部，所以表部的气血要与疾病进行斗争，他处于一种虚性的状态，就是处于一种虚浮的勉强状态，所以叫阳浮。阴弱指的是里部，阳浮指的是外部的气血在与疾病斗争的时候气血不够用，所以说阳浮者热自发，它要激烈地斗争，肯定要发热。阴弱者汗自出，由于里部气血供应的不足，外部的功能不好，汗腺处于松弛的状态，所以汗自出。这种出汗是一种能量、温度的丢失，而不是排泄病邪。所以说它是"啬啬恶寒，淅淅恶风，翕翕发热"。由于它是功能不足，它这个恶风也好，恶寒也好，只要你保护它，它就会好。你比如说，你穿个棉衣就不太怕风、不太怕凉了。这是因为体内温度不够，是里部产生不了热量，所以它这个恶风叫淅淅恶风，有风它就有感觉，没风它就没感觉，而且它这个恶风好解决，你给他盖得厚一点，他可能不恶，你给他穿得厚一点他也可能不恶。如果是麻黄汤证，你盖得再多他也是有点恶寒，因为他是实证。柴胡汤证的寒热往来，你盖再多他还是该寒还寒，该冷还冷，只有阴证的恶寒是体内阳气不够，所以说桂枝汤证发热往往是时发热，就是说体内积得一定的气血与外邪做斗争的时候，可能要发热，但是后续部队上不来，我们在表部的斗争处于劣势，斗不起来，这个体温就又下来了。而且在第12条有"鼻鸣干呕"，干呕是里部胃肠虚寒的一个症状，这就证明桂枝汤证的根基是在里部。第95条："太阳病，发热汗出者，此为荣弱卫强，故使汗出。"荣弱卫强和阳浮阴弱是一个道理。但是有这么一条，第53条，为什么给大家说这一条，是因为这一条说的与刚才说的有矛盾。第53条说："病常自汗出，此为荣气和，荣气和者，外不谐，以卫气不共荣气谐和故尔。以荣行脉中，卫行脉外。复发其汗，荣卫和则愈，宜桂枝汤。"这一条我认为"荣气和"这个和字可能是错的，应该是荣气弱才能和95条、12条统一，这是荣气弱，而不是荣气和，荣气弱才能外不谐，荣气供应不上卫气，所以外不谐，是荣气供不上卫气。这一条，我是这样分析认识的：53条应该和95条、12条是统一的，是荣弱卫强。总之，这个桂枝汤证不单是表部的一个证，而是涉及里部、半表半里部，三部都不健康，都有不同程度的虚寒，而不是表部单独的证。它和麻黄汤证不一样，麻黄汤证是单独的表实证。这个阴病，在这里插一句，阳病可以单独出现，你比如说阳明病可以单独存在，阴病很难单独存在，如果你里部虚寒，你表部怎能不虚寒；如果半表半里部的循环系统功能弱，其他两部的功能怎能好呢？所以说，阴病往往是相互因果的，所以说这个桂枝汤证，就是三部都虚寒，而以表部的表现最明显，它是一个理论上的表阴病。那么桂枝汤的功能是什么？桂枝汤它首先解决的是阴弱，荣气虚、荣气弱。怎么解决这个问题呢，我们刚才讲了，里部虚寒的时候，胃肠是处于一个痉挛的状态，既不能很好地消化，又不能很好地吸收，它的痉挛是由于寒，是寒引起的痉挛，所以暖里部胃肠的寒就需要用桂枝，桂枝是个温性药，桂枝可以温胃寒。这个温药是三部通用的，比如说附子，里部寒用四逆汤，又能治心衰，又能治下利清谷，又能治这个四肢痛，热药三部都可用，所以说桂枝汤也是三阴都可用。所以温里就选了桂枝，这个痉挛怎么办，就选了芍药，芍药是缓解平滑肌痉挛最好的药。那么芍药和桂枝相配正好解决了里部寒性的痉挛，生姜可以帮助桂枝进一步解决寒的问题，甘草可以帮助芍药缓急，解除痉挛，也可以帮助桂枝，而且还有大枣，大枣既是食材，又是药材，它既能缓解痉挛，更能增加营养。所以说你吃完药，要喝热稀粥一升余。这个大枣的营养不够，再吃上点饭，这饭里的营养就可以解决"荣弱"的问题。所以说，它是先解决阴弱的问题，才进一步解决阳浮的问题。那么说桂枝汤证本身就有汗出，那还为什么要发汗呢？桂枝汤证出的汗是病理汗，桂枝汤如果是特别重的时候，那汗出来味道不是咸的，而是甜的，它里面有糖，所以它是人体正气丢失的表现，它不会排邪。那么吃了桂枝汤它解决了阴弱问题的时候，再出汗，那才是真正的排汗。我们在《伤寒论》里不论是什么病最后都需要排一点治病的汗。你比如说承气汤，那是个纯里的阳病发热，用承气汤攻下，就使你的大便排出，在晚上你肯定也要稍稍出点汗。就是白虎汤到病解的时候，也是要稍微出点汗的，那才是真正排病的汗。比如说，白虎汤证也有大汗出呀，为什么不行呢？因为那不是排邪只是散热。所以这样看那桂枝汤就不是专门只用于表部的药，它不是专门用于表部，它是三部都可用的，就刚才说其气上冲，宜桂枝汤，那其气上冲是里部特别寒，也用桂枝汤。再说一点，桂枝汤和麻黄汤不一样，它不是直接发汗，而是间接发汗，麻黄汤它是直接地发汗，它是扩张表皮毛细血管来发汗，而桂枝汤是通过把里部健全以后机体自动排汗。

　　你说我讲这个桂枝汤为什么会有这个体会，我给大家讲一下，这个桂枝汤是我吃出来的。我身体很不好，伤寒方我自己吃过的不少，吃过70%，本来这一回吃的是桂枝汤加附子、大黄、党参，我来之前亲自拿的，我用了18克附子、15克桂枝、15克芍药、20克党参、10克甘草、3枚大枣，还有10克大黄，我自己吃的，我怕这次来给大家讲坚持不下来。大概是 20 年以前吧，当时我家还种地，种的小麦，一次外出的时候，我被困在山沟里，那时候汽车没有高速，把我堵到那个山沟里，特别渴没有水喝，我喝了一杯凉水，回来感冒了，在那一次以前我没有吃过桂枝汤。感冒后回到家，我浑身一点力气都没有，走到什么地方就想马上蹲下来，但是我小麦还得收割呀。我一上午就把小麦割掉了，下午还要拉到场上，用打麦机打下。哎呀，愁坏了，我这么没精神怎么办，回来我就想到用这个桂枝汤。那时候，没有这样的认识，我爱人给我吃了桂枝汤，吃后睡一会儿起来，特别精神。下午我拉小麦、打小麦一直到晚上，非常精神，从那以后我才知道这个桂枝汤它究竟治的是什么病。接下来我给大家讲一下桂枝汤证如何诊断。你再说得好听，你怎么就知道这是用桂枝汤的证呢？这必须讲清楚。这个桂枝汤证怎么诊断，给大家把这个道理说清楚大家就可以诊断了。我给大家归纳一下，在《伤寒论》凡是描述寒证的特点，就是悸，要么心下悸，要么脐下悸，要么心中悸，要么气上冲胸，要么其气上冲，这就是说，凡有这些症状的条文，都是寒证。比如说，白虎汤、承气汤没有这些症状。比如说第 15 条是"其气上冲者"，第 64 条是"心下悸"，第 65 条是"脐下悸"，这个脐下悸是什么地方，这个是小腹部，是髂动脉痉挛，第 67 条是"气上冲胸"，第 82 条是"心下悸"，第 102 条"心中悸"，第 117 条是"气从少腹上冲心"，第 127 条是"心下悸"，第 318 条"或悸"，356 条是"厥而心下悸"，那么这些都是寒证的表现，为什么寒证能有这样的表现呢？那肚子一寒首先肠胃痉挛，其次肠系膜痉挛，进一步腹主动脉痉挛，由它都在腹腔都容易痉挛，内脏的痉挛把腹主动脉握得很紧，再加上腹主动脉自己痉挛，这个血往下走的阻力就大了，阻力一大就会使劲挤，使劲一挤腹主动脉就会搏动亢进，特别重的病人自己就感觉到了。比如说，发汗过多，其人叉手自冒心，这就特别严重，病人就能感觉到。一般情况病人感觉不到，需要我们用手去按腹部，检查腹部。所以说腹主动脉搏动亢进是我们诊断寒证的一个依据，最多见的是桂枝汤证，我们就可以把腹动亢进作为桂枝汤证的一个诊断依据。如果特别严重可以加附子，附子就比桂枝的力量大，一般情况用桂枝就可以了。腹动亢进是桂枝汤证的一个诊断标准，你们快到临床了，你们可以试一试，我是经千万人实践的，是可以的。另外，腹腔有压痛，因为他内脏有痉挛，所以一压他就痛，这个压痛当然用芍药最好了，这就是芍药证。那么腹主动脉搏动亢进，用桂枝汤就好，有腹动亢进，脐周有压痛，升结肠的部位有压痛，尤其在回盲部，这是最主要两个标准，有这两个标准，我认为用桂枝剂就差不多了。其次像脉浮缓，或者时发热、自汗出、鼻塞、干呕呀，这些作为临床的参考，凭上面两点就可以基本定下来了。这是桂枝汤证的诊断方法。

我们下一步讲讲桂枝汤的应用。我们先看《伤寒论》是怎样用桂枝汤的。我们把桂枝汤证的实质，就按第 12 条、第 53 条、第 95 条这个病理定下了，就是荣弱卫强，或者阳浮阴弱。我们刚才讲的就是我们的桂枝汤证，在这个桂枝汤证的基础上，证有什么变化我们就怎么调，有什么证不需要什么药，我也都要调整它，我们一条一条讲。如刚才我们讲的那几条，不再重复。第 53 条"病常自汗出"，第 54 条"病人脏无他病，时发热，自汗出"。这时发热自汗出未必是体温要高多少。我给你讲这样一个情况，我母亲 92 岁了，我在前几年，每个礼拜回家去跟我母亲一起住三天，礼拜六回去，礼拜一回来。有一次回去我母亲告诉我说："我这一段，很长时间，无端地就热，身上就觉得热，就想脱衣服，哎，热热就出点汗，出了汗又特别怕冷，马上又得把衣服穿了，每天就得好几次，这是怎么回事呢？"我想这是不是就是"时发热，自汗出"呢？我就给她拿了桂枝汤，一吃好了。就是说这个桂枝汤它就是这样子，她热的那一段她自己感觉很热，测体温未必热，可能最多就是 37.2℃，如果它再高它就认为她病了，热一热，出点汗，冷一冷，好了，该干什么干什么，这就是"一日二三度发"。第 56 条："伤寒不大便六七日，头痛有热者，与承气汤。其小便清者，知不在里，仍在表也，当须发汗。若头痛者，必衄，宜桂枝汤。"这一条是很重要的一条，伤寒不大便六七日，这个不大便六七日的原因有多个，小柴胡汤也有这种情况，我就说这一条。头痛有热，与承气汤，那是阳明病，就是说阳明里部实热证，但是如果小便是清的，不是黄的，知不在里，不是里阳病，仍在表，当须发汗，发汗为什么用桂枝汤？这里就带来一个问题，桂枝汤证为什么有不大便六七日，这就是因为里部虚寒痉挛，肠蠕动减弱，造成不大便。所以说如不腹诊，有时候鉴别这种证也是比较难的，腹诊很重要，这就要辨别清楚。这个不大便在 234 条也是桂枝汤证的鉴别要点。看似里阳病，其实是胃肠痉挛。在这里要讲清楚不大便的原因，我要讲一下，若头痛者，必衄，就是鼻出血，宜桂枝汤。为什么桂枝汤能够治疗头痛、鼻出血，它这个道理是这样子的，由于腹主动脉和腹腔内脏痉挛，使这个血液往下走的阻力非常大，心脏往外打血，到主动脉弓那个地方，它往上头必然走得多，头部肯定是充血状态，所以出现头痛，而且出现鼻出血，用这个思维治这个顽固性鼻出血，治好了多少例，我也记不清了。我给大家讲个笑话，我那时在卫生局工作，我们会计是个青年妇女，那时候她的公公是在乡下住，有一天她跟我说她公公鼻出血特别严重，在乡卫生院怎么也止不住，出血量特别地多，她问我怎么办，我当时跟她开了个玩笑，我说："你把你公公的腰围给我量一下，告诉我一下尺寸。"她在电话里让把她公公腰围一量，他特别瘦，说明他这肚子特别瘪，我断定他是个桂枝汤证。我说："你把电话打到卫生院，我告诉他们开什么药。"我就开了桂枝汤，服一剂就好转了。卫生院的医生特别不理解。那为什么能治呢，你要给大家讲清楚这个道理，这就像变戏法一样，不告诉你，你就觉得很奇怪。同时这种情况不仅是鼻出血，经常有脑出血，人也瘦，肚子也瘪，它怎么脑出血呢？经常有这种问题。现在这种情况更多，我们村有个60来岁的妇女，她就是脑出血，他平时特别瘦，血压也不高，他得了脑出血住到我们榆次区人民医院，住了10天仍然昏迷，做了CT显示这个出血吸收得很慢。她是我们村的，我就去看了，摸了一下肚子，第一她有腹动亢进，第二她有水泛波，肚子里尽是水，我就开了一个桂枝加茯苓白术汤，吃了两天醒过来了。因为她这个肚子偏寒，大脑这个脑压特别高，出血吸收慢，当然要嗜睡，你下面一疏通，脑压就下来了，当然就醒了，就是这个道理。所以这一类的人，你用麻黄剂的时候要小心，因为麻黄是扩张血管的，你用容易脑出血，我吃过这个亏，要不我怎么会说呢？有一个老太太她是肺源性心脏病，咳嗽非常严重，当时是用小青龙汤，其中有麻黄，是不是这个方子之故我说不准，但是过了一段时间这个老太太脑出血了。从她这个案例我就想，是不是腹主动脉搏动特别厉害，脑压就高，又吃上麻黄，毛细血管一扩张就脑出血了。我给大家讲，大家可要注意。第44条："太阳病，外证未解，不可下也，下之为逆。欲解外者，宜桂枝汤。"它这一条为什么说"外证未解不可下之"，为什么要下呢？就是刚才讲的他是桂枝汤证不大便，所以才用下法。这就要鉴别是承气汤证还是桂枝汤证，这一条它是要鉴别这个，咱们现在的小孩这种情况特别多，现在的小孩他是老吃冷饮，所以他们的胃肠容易寒，易痉挛，小孩的便秘用什么方呀，喝番泻叶、用大黄，那不行，你吃桂枝汤，不过吃桂枝汤可以稍加大黄治小儿便秘。

　　下面我们从《伤寒论》来看桂枝汤的加减应用，我们讲加减应用，还是那句话，我们以第 12 条、第 53 条、第 95 条这个病理作为我们的基础，来谈桂枝汤的加减。第 14 条："太阳病，项背强几几，反汗出恶风者，桂枝加葛根汤主之。"第 31 条："太阳病，项背强几几，无汗，恶风，葛根汤主之。"这两条有一个问题就是说，发热汗出恶风，应该是不用麻黄，无汗的用麻黄，发热汗出应该是桂枝汤，无汗恶风的应该稍用点麻黄，这个不是啥大问题。这两条就是刚才的这一病理基础，加了一个项背强几几，肌肉痉挛，就是项背肌肉痉挛。这样一来就需要加缓解肌肉痉挛的药，那么什么药最好？葛根，所以它是桂枝加葛根汤主之，用来缓解这痉挛。你不要小看这个，我给你讲一个病例。我们那里有一个和大家一样的研究生，他是我们榆次在成都的研究生，他在成都读研究生得了病毒性脑炎，他赶快坐飞机回到榆次，就住到我们医院，住了 20 天，脑压不降，他父亲非常急，但是有个主意，就是不找西医专家，到处找好中医，哪里的中医好就找到哪，终于找到他们乡镇卫生院一个姓张的，他是我的学生，他看病已经有点名气了。找到他就说："张大夫我儿子得了病毒性脑炎，求你给治疗。"这个张大夫一听是个病毒性脑炎，有点害怕，他说这个病我治不了，要治你就找我老师。他就找我，我就说我去医院看不方便，你想办法把他弄到我门诊来。来了后诊断第一腹动亢进，第二项背强，我开了 3 剂葛根汤，吃完 3 剂脑压正常了。我讲的这个葛根汤治的是急性病，我给大家举一个慢性病用葛根汤。还是 2016 年，是高血压，这个高血压病人是男同志，40 岁左右，他的血压高得特别出奇，高压在 180～190mmHg，低压在 110～120mmHg，这么个情况，那当然要从西医看了，什么降压药也降不下来，剂量已经吃得不小了，血压就降不下来，后来他就来到我门诊。这个高血压也不好治，这个病人我用了很多方子，用了调神汤、调心汤等，但是血压就不降，来了两三回，把我给难住了，这个血压怎么这么难弄呢？人家病人特别信任咱，降不下来，人家一直来，总不能说"你这个病难治，你走吧"，这比较难听。最后我还是详细问他，还有哪不舒服，最后他说脖颈特别不舒服，他一说我想起来了，他就是因为颈部肌肉极度痉挛，压迫椎基底动脉，把大脑的供血挡住了，大脑处于缺血状态，所以他这个高血压是反射性的，就是由于脑缺血反射的。虽然外部量血压是180～190mmHg，但他脑压并不高，想到这一点我才用了葛根汤，我那个葛根汤还用了防风、羌活，用量还很大，就用药一星期血压就下来了，这是个慢性病。这就是说咱们三部六病的思维方法是很先进的。咱们说组织的柔和性，这组织痉挛也不好，松弛也不好。

我还有个体会告诉大家，有时候脊髓发出来的支配内脏的神经被肌肉压迫后容易便秘，怎么也不好，也用葛根汤就好。第20条："太阳病，发汗，遂漏不止，其人恶风，小便难，四肢微急，难以屈伸者，桂枝加附子汤主之。"那么说这个太阳病，发汗，我认为是桂枝汤证用了麻黄汤了，这个发汗是发错了。第16条是麻黄汤证用了桂枝汤，这一条是桂枝汤证用了麻黄汤，所以出现了汗漏不止。汗漏不止使他丢失营养能量，所以必须在桂枝汤基础上再加附子，附子比桂枝的功能要强得多，这不加附子是治不好的。

我自己退休后开了个中医小门诊，有两个人在那抓中药，其中一个经常感冒，我一般是用葛根汤。前几天感冒，我又开葛根汤，第二天，她打电话说来不了，我说怎么了，她说她的头越疼越出汗，一直出汗，在门口试了几次，一直出不去。我说："你让你姑娘来吧。"她说："我姑娘上学去了。"那怎么办，她就找了她家亲戚，让她家亲戚来了，我就给拿了桂枝加附子汤，用了18克附子，第三天她就上班了，很好，所以说没有附子就没有这疗效。

我再给大家举个例子，有这么个妇女，她是50来岁，严重的心律不齐，她来找我看病，我开了桂枝调心汤，加了点人参，一直吃，一直解决不了这个心律不齐的问题。我也觉得奇怪，有一天她又来了，感冒了，汗出不止，我说我先给你治感冒，感冒好了，咱们再治这个心律不齐，我就开了3剂桂枝加附子汤，吃完3剂药感冒治好了，心律不齐也好了，可奇怪了。这个原因怎么讲，大家思考，这个我也不好说呀！就用了桂枝加附子汤感冒好了，从那时起心律不齐也好了。所以说临床上你看的病人多了，里边有很多学问需要慢慢总结。

第 21 条："太阳病，下之后，脉促胸满者，桂枝去芍药汤主之。"这个关键是脉促胸满，他用下法也是下错了，这个在《伤寒论》记得很多了，张仲景生活的年代庸医特别多，所以张仲景就接了这个治坏了的病。这个太阳病下之后就出现了胸满脉促，脉促是个什么脉呀？就是脉跳得特别快，他每分钟我想在 120 次以上，起码是 120 次。那么这么快的脉它是什么问题，就是它不应期特别短，静脉回来的血往心脏流回去得很少，它跳得虽快但每搏输出量、每分输出量又特别少。由于它特别少，肺小循环就处于一个瘀血状态而胸满。这种情况为什么要去掉芍药，因为芍药是抑制迷走神经的，迷走神经抑制，交感神经兴奋时，心率就快，再用芍药抑制迷走神经，就容易出事呀！所以他去掉芍药。所以说，我们心律快的时候，用芍药要小心。这个就不给大家举例子了，临床上这种情况特别多。

第 22 条："若微恶寒者，桂枝去芍药加附子汤主之。"这很好解释，就是刚才那个症，又加上恶寒，这个恶寒是背恶寒。这个背恶寒，都是心阳不足，也就是枢部的寒证，用附子。这个我可以给大家讲一个病例，在很早以前，有这么一个病人，50 多岁的妇女，她在家还恶风，怕风出汗到什么程度呀，她家的所有窗户都拿被子堵上，所以你到她家跟进电影院一样，长期开着电灯，那电灯也不太亮，我是用的桂枝去芍药加附子汤治愈她的。

第 28 条："服桂枝汤，或下之，仍头项强痛，翕翕发热，无汗，心下满微痛，小便不利者，桂枝去桂加茯苓白术汤主之。"这一条，它就是里部的虚寒进一步加重，胃肠的吸收功能很不好，胃肠里的水吸收不到血液，到不了组织间，循环不到肾脏，所以小便不利。由于里部的痉挛重出现了心下满痛，造成的原因就是服桂枝汤不到位，又错用下法，所以仍是头项强痛、翕翕发热、心下满痛、胃肠痉挛，在这里是桂枝去桂加茯苓白术汤。我在临床上体会是应该去甘草，不是去桂枝。历代医家有的说就是应该去桂枝。我说不应该去桂枝，里部的寒证，你去了桂枝，怎么好呀，那有的说去白芍，那么心下满微痛，你还去白芍，痉挛怎么解除？甘草是一味保钠储水的药，所以《伤寒论》利尿的五苓散、真武汤都不用甘草。所以这一条应该是去甘草。

咱们这个伤寒方的神奇真是不好说呀，这个桂枝去桂加白术茯苓汤，我用得最多，像理中汤呀，或者桂枝人参汤呀，或者是五苓散，作用都较它强，而它比较平和。我给大家讲这样一个病人，有一个 20 岁左右的男孩，他得了急性胰腺炎，就在我们山西大医院住院，他住了 40 天，检验出来的报告指标异常，我是个中医，也分不清各种检验结果，反正他的检验报告是指标异常的，不行他就准备来北京，有一个人和他父亲说还是去找找康大夫试试吧，或许有办法，他就来了。我看他一个是有腹动亢进，一个是有水泛波，我就开了这个桂枝去甘草加茯苓白术汤。这个去甘草它也有妙处，如果是口渴你就去，如果口不渴你就不去，为什么呢，因为渴者五苓散主之，不渴者，茯苓甘草汤主之。我给他开了 4 剂，吃完后化验结果一切正常。其实我根本想象不到会有这样的效果，我只是认为开这个方子比较好，究竟是该用 30 剂，还是 20 剂、50 剂我也说不准，但 4 剂就好了。又过了几年这个小孩来了治疗感冒，说："你记不得我了？"我说我不认识，他说他就是那个急性胰腺炎的孩子，我说还记得那个病，但记不住这个人。这个桂枝加茯苓白术汤常用，比如说，小孩或成年人如果发烧好几天，你诊断符合适应证，你开上这个方子，他和麻黄汤、白虎汤不一样，他不是把烧一下子退下去了，是一天比一天低，今天他是 38℃，可能明天下午他是 37.5℃，后天 37℃，慢慢就不烧了，所以他是治阴病发热的。

第 43 条："太阳病，下之微喘者，表未解故也，桂枝加厚朴杏子汤主之。"这一条的这个"下"，又是错下，错下以后是里部成了里阴病。这一条我老师给我讲的时候，说应该有一个腹满，就是说"太阳病下之后，腹满微喘者，桂枝加厚朴杏子汤"。这是表部病又合里部病。这个我也可以给大家举个例子，有这样一个过敏性哮喘的病人，他这个哮喘已经有 1 年多了，喘得特别厉害，喘过去就好了，他是个 30 多岁的男性。我经过脉诊和腹诊断定他是个桂枝调心汤证，正准备开药，我看他涩脉不太重，一看他这体质还行，我说："你这个喘什么情况下发作，什么是诱因？"他说："我如果吃饭稍微吃多一点，胃一胀我就喘。"我想这一点正好符合这一条，我就开桂枝加厚朴杏子汤，吃了 20 剂就不喘了。

第 62 条："发汗后，身疼痛，脉沉迟者，桂枝加芍药、生姜各一两，人参三两新加汤主之。"这个就是桂枝新加汤，这个你懂了桂枝去芍药汤，就懂桂枝加芍药汤，那么桂枝去芍药是脉促，是心跳特别快，那么他脉沉迟，心跳就跳得慢，加芍药就能好，所以，治心动过缓只要不是心力衰竭，这个心跳特别慢就可以加芍药。在这里生姜很好，你加芍药，芍药虽然是个平和药，但毕竟不是温热药，但是一加生姜温性就强了，所以这一条给我们提示治疗心动过缓只要不是特别虚寒加芍药是可以的，普遍是这样。

第100条："伤寒，阳脉涩，阴脉弦，法当腹中急痛，先与小建中汤；不瘥者，小柴胡汤主之。"这一条是一证两方。就是一个证用两个方子。那么阳脉涩，阴脉弦，阳脉是指寸脉，阴脉是指尺脉，那么阳脉涩就是你寸脉不足，尺脉要是弦的话，说明肚子寒，弦是血管痉挛特别厉害，它就出现弦了。那么血管痉挛厉害他肚子里的肠胃也痉挛厉害。在这种情况下，那就加重芍药，又加饴糖，等于帮助甘草缓急，这就可以治了。那么"如不瘥者，小柴胡汤主之"，就是说小建中汤没有治好就予小柴胡汤。这种情况是不是必须先用小建中汤，再用小柴胡汤，我在临床上反复琢磨认为不是的，可以一次到位。就是说这个肚子疼得厉害，是用小建中汤还是用小柴胡汤，如果是腹动亢进，就用小建中汤，如果是胸胁苦满，你用小柴胡汤就可以了。这是我反复试验得出的结论。以前有一个妇女来治腹痛，我一看像小柴胡汤证，我就开了小柴胡汤，我让她回去吃3剂药，吃了还疼就来，不疼也一定要来一次，给她把病根去掉，其实我是想观察，是在哄她，要不她治愈就不来了。三天后她来说好了。后来我反复试验，是这么回事。那么为什么小柴胡汤治腹痛，就是第97条"血弱气尽，腠理开，邪气因入，与正气相搏，结于胁下。正邪纷争，往来寒热，休作有时，默默不欲饮食，脏腑相连，其痛必下，邪高痛下，故使呕也，小柴胡主之。"小柴胡证它在胁下是病根，影响到腹部痉挛疼痛，我老师讲过这个病。

第112条："伤寒脉浮，医以火迫劫之，亡阳，必惊狂，卧起不安者，桂枝去芍药加蜀漆牡蛎龙骨救逆汤主之。"那么这一条它是个什么情况呢？去芍药大家一定知道了，因为刚才我说了去芍药。这一条伤寒脉浮，它很可能也是一个桂枝汤证，当时用火针，在汉代从《伤寒论》看当时有这几个治疗方法，除了吃药，他还扎火针，或者是用艾灸，或者是灌热水，或者是热水浴，或者是用冷水浴等。这个桂枝汤证本来气血就不足，你又用火针加强表部供血，把里部的气血夺到外周了，里部的气血就更虚了。所以说它亡阳，我们一说亡阳就想到了我们后世的亡阳，就是阳气完了，这个不是。这个亡阳就是从表部把气血流失得太多了，这个病我们说他的血容量已经不足了，就是说心脏供血不足了，可能他的心率是很快的，因为不用芍药，临床上可以不用蜀漆，因为它是治疗疟疾的，没有寒热往来，可以不用。举个病例，患者是个中年妇女，来治心动过速。在医院住了一段时间，仍然不好，出了院在家什么都不能干，连地都不能拖，心慌得不行。她的丈夫在教育局工作，我在卫生局工作，他们找到我家，我就开了这个方子，吃了几天就好了。而有点奇怪的是遇到这样一个病人，样子就是四十七八的样子，挺瘦，个子又矮，特别的瘦，我在门诊看病，诊室里坐着很多病人，他两只手捂着肚子，一会儿坐着，一会儿起来，1分钟换一个地方，病人多，还没有轮到他，哎呀，我一下子想到急腹症，他的肚子疼得很厉害是不是阑尾炎，或者肠梗阻、肠套叠，是不是有这些病，我心里就想，如果是急性病赶紧叫上医院呀，所以我跟其他病人说请他们稍等一下，我先看看他。我让他先过来，问他肚子是不是疼得厉害，他说肚子不疼呀，我说不疼为什么这样转悠呀，他说他烦得不行，坐都坐不住，特别烦，哦，是这样呀，我通过腹诊，诊脉符合桂枝加龙骨牡蛎汤，我给他开了桂枝加龙骨牡蛎汤，我那时是一星期一次门诊，可能给他开了5剂药，下个礼拜他一来，上个礼拜和他一起来的病人看见他坐在那挺好的，其他人瞅着他都笑。所以说腹诊很重要。我们说《伤寒论》描写的这些症状，实际我们在临床上能经常遇到，有的典型，有的不典型，实际是这种情况，我把它看成了急腹症。

第117条："烧针令其汗，针处被寒，核起而赤者，必发奔豚。气从少腹上冲心者，灸其核上各一壮，与桂枝加桂汤，更加桂枝二两也。"这个病，我讲到现在，大家一看就清楚了。就是说它是桂枝汤证，本来里部气血虚，又在那烧针，他扎烧针不仅把气血引到表部来，而且这个烧针也感染了，可能当时消毒也不太好。里部特别寒，有气好像一下从少腹就上来了，说灸其核上各一壮，这个我认为不应灸，你已经扎烧针，你再用艾灸，我也没有试过，也没有见过核起而赤，腹中气上冲是经常见到的，桂枝加桂，再加桂枝二两就成五两了。《伤寒论》中的剂量我给大家说一下，根据各种考证，《伤寒论》剂量没有给出标准的剂量，就是教科书好像说1两等于1钱，也就是3克，三两就是9克，我就用附子1枚、杏仁几十个、桃仁50个，我这样考量下来，好像伤寒方的量一两等于6~7克，体质不太好的你用 6 克，体质好的你用 7 克，所以三两桂枝要么 18 克，要么 20 克，你 18 克桂枝我们用法是煎药的第一次和第二次合在一起，分三次服，一次才喝 6 克，根本不过量。所以说加桂枝二两就是又加 12 克。我给大家讲一个病例，也是我们卫生局的女干部，她就是这个证，找了个医生给她开了 3 剂药没有疗效来找我，我看了看方子像补中益气汤，她吃了没有什么效，我看了一下就是个桂枝加桂汤证，吃了 3 剂就好了。她这些年自觉症状是没有，但是她腹主动脉搏动亢进一直有，就是个寒性体质，特别寒的时候就有症状，一旦症状缓解就如常人。

第 279 条："本太阳病，医反下之，因而腹满时痛者，属太阴也，桂枝加芍药汤主之。"那么说这个桂枝加芍药汤，它和小建中汤是一样的，只是没有饴糖，那是腹中急痛，疼得特别厉害，它这个是腹满时痛，时而腹痛时而不痛，所以就是把芍药加倍。大实痛者，桂枝加大黄汤主之。在这里加大黄说明肠胃有积食。

第 23 条："太阳病，得之八九日，如疟状，发热恶寒，热多寒少，其人不呕，清便欲自可，一日二三度发。脉微缓者，为欲愈也；脉微而恶寒者，此阴阳俱虚，不可更发汗、更下、更吐也；面色反有热色者，未欲解也，以其不能得小汗出，身必痒，宜桂枝麻黄各半汤。"这就是说桂枝汤和麻黄汤合起来，这个我们怎么诊断，他既有腹动亢进，又有表实，但是我根本达不到张仲景那个辨证水平。桂枝麻黄各半汤我用得不是很多，我只是用这个方治过荨麻疹，那个病人他出荨麻疹，又腹动亢进。

第 27 条："太阳病，发热恶寒，热多寒少，脉微弱者，此无阳也，不可发汗，宜桂枝二越婢一汤。"在这里我为什么要说说这一条，今天上午由于时间有限我就没说，这个发热恶寒，发热多，恶寒少，脉微弱，这个脉微弱不是特别浮，特别浮紧了，有所缓和，此无阳也，这个无阳的阳指的是表部，就是说这个病已不完全在表部而是往里边传，有一点枢部的热，就是表部的热通过血液要往里部传，此时枢部稍微有热，所以它是桂枝二越婢一汤，里边有石膏，所以这一条主要是给大家说无阳，没有阳气，不可能他反而用石膏，不是没有阳气。我们如果遇到这样的病呀，用这个方挺好的。

第 146 条："伤寒六七日，发热，微恶寒，肢节烦疼，微呕，心下支结，外证未去者，柴胡桂枝汤主之。"这是把柴胡汤和桂枝汤这两个方组起来，柴胡汤和桂枝汤是《伤寒论》两大系列方。柴胡汤一个系列，桂枝汤一个系列，桂枝系列方子有50来个，柴胡系列的方子不到30个，桂枝系列比较多。那这个方子是两个方子合在一起了。伤寒六七日，发热这个证柴胡汤证可能发热，柴胡汤证的发热，有时是寒热往来。发热这个症状桂枝汤证也可能有，柴胡汤证也可能有；微恶寒柴胡汤证也可能有，桂枝汤证也可能有，但是肢节烦疼只是桂枝汤才有的；微呕桂枝汤证可以有，柴胡汤证也可以有；心下支结只有柴胡汤证才有，外证未去就是表部有恶寒。从症状上讲既有桂枝汤证，也有柴胡汤证，诊断很简单，既有腹动亢进又有胸胁苦满，这些症状不必拘泥，只要是既有腹动亢进又有胸胁苦满，就可以用柴胡桂枝汤。我给大家讲一个病案，是我特别丢人的事，为什么说特别丢人呢，因为这个病人就是我。在前两年，那是腊月二十五左右，我发烧，第一天发烧，我自己摸摸腹部没有啥，我服了葛根汤，第二天，葛根加大黄汤，第三天葛根加大黄加芒硝汤，那三天也没有大便，就是大黄、芒硝都用上了也没有大便，饭三天没吃一口，水没喝一口，就有点怕了，是有点着急了，已是腊月二十八九吧，要过年了，我还得准备点东西，儿女们都要回来，躺着发烧该怎么办呢，没有办法。自己详细地腹诊，诊来诊去后来发现有一点胸胁苦满，我赶紧开了这个柴胡桂枝汤，让家人去拿药，拿回来就煎，煎好了我就喝，喝的时候也是晚上，也就是6点多钟，喝下去一次，也就15分钟左右，这肚子就特别疼，就想大便，我赶紧去卫生间，大便很痛快就拉出来了，一会儿肚子又疼，我又去，蹲在那个坐便器上肚子疼就不说了，那个汗是很多，地上都湿了，大便了很多。从卫生间出来我就告诉老伴："我要吃饭，我饿了。"就开始吃饭。所以刚才说伤寒方我快吃遍了，伤寒方很好用。

我把《伤寒论》中涉及桂枝汤的讲了一下。下面讲的是自己的加减应用。你们自己看，抛开《伤寒论》这个桂枝汤究竟有多少加减，那是无边无际的，你在临床上可以灵活运用。比如说你心肌收缩无力你可以加人参呀，它这个是无边无际的。合方也是无边无际的，只要符合证你就可以用。这个桂枝汤加减，我一开始是给小孩治消化道用桂枝剂，因为我老师有调胃汤、调肠汤、调心汤很多方，都是用柴胡剂做领导，可是我们在临床上有很多病人用了效果不好。我给大家讲一个失败的病例，有个肺结核的妇女，是空洞性肺结核，我开始用的是柴胡调肺汤和调胃汤，柴胡调肺汤中有石膏，很快这个空洞就剩一点了。那时候我刚刚跟了老师，我高兴得不得了，但是继续治就不行，逐渐这个妇女说她肚里面"哗啦哗啦"有流水声，但是不敢用热药，我怕肺结核扩散了，因为很多医家说肺结核不用桂枝汤，所以我也不敢用，我就没给人家治好，后来人家实在没有信心了，就不来了，又如何治不知道。到后来我吃完桂枝汤，我才知道这个病人要用桂枝调心汤就能好，但是当时对桂枝剂没有这个认识，所以可惜这个病人没能治好，还有许多没有治好的。所以我在这个临床上呀，失败得太多，我就开始按证用桂枝加大黄治疗习惯性便秘，效果比柴胡剂来得快。又一次有个病人她涩脉很重，心律很不齐，应该用调心汤，我按了按腹部，无胸胁苦满，我一时大胆了，我决定今天就用桂枝汤打底了，开了几剂桂枝调心汤，用了几剂效果特别好，继续服20剂就好了，我觉得这个病人用柴胡调心汤要七八十剂才能好，但用桂枝调心汤20剂就好了。从那以后我开始实践，所以在临床上逐渐形成了一套以桂枝汤做基础方的协调方，就是说我老师有什么协调方，如调心汤、调肝汤、调肾汤呀，我把桂枝汤换上。这些大的协调方不说了，你比如理鼻汤，理鼻汤是我老师用小柴胡汤加陈皮、白芍、大黄即调胃汤加辛夷、苍耳子、王不留行，我治了很多病人也挺好的。小孩有鼻炎我就用这个桂枝汤加陈皮、大黄、白芍、辛夷、苍耳子、党参，因为是小孩么，就用太子参一吃治鼻炎特别快，所以就有了桂枝理鼻汤、桂枝调肾汤等，这样一来就有了一套桂枝汤协调方。当然这在我们这个三部六病圈内有些人还是不太信任，就是柴胡能调，你桂枝还能调吗？这个不是问题，在临床上实践是检验真理的唯一标准，那实践成功就是正确的，实践不成功你就是不行。所以总结出这一套桂枝系列方，大家可以试用。诊断标准就是有腹动亢进，指慢性病，有腹动亢进，就脉与腹诊结合，比如有涩脉，有腹动亢进，没有胸胁苦满，你可以用桂枝调心汤；如果有胸胁苦满加涩脉，没有腹动亢进，你可以用柴胡调心汤；如果既有胸胁苦满，又有腹动亢进，你就用柴胡桂枝汤为基础效果也挺好。

那么我今天就给大家讲到这里，讲这么多，尽我的努力把我知道的毫无保留地奉献给大家，好不好？大家在实践中认识，互相启发，互相交流，好不好？

《伤寒论》柴胡剂的临床应用

北京中医药大学三部六病学社讲座　康守义　2018 年 5 月

（整理：武德卿　于小霞）

　　同学们好！各位老师好！大家还是原谅我坐下来说吧，毕竟年龄大了。我今天在这里讲座按场是第 5 场了，在那个校区讲过 2 场，在这个校区讲过 2 场，按次是第 3 次，其实我没有什么可讲的东西，但为什么又一而再再而三地来讲呢？是因为在我们学校有这么一帮同学，他们利用节假日特别是寒假、暑假到榆次学习三部六病学说，经过一段时期的学习，他们认为三部六病学说目前在咱们中医界是比较先进的，比较直观，比较规律，也好操作，所以他们就决定在那里学习三部六病。按说这些同学他们自己学习就可以了，但他们为了让学校更多的人学习、了解三部六病，以致将来到临床上运用三部六病，所以他们创办了三部六病学社。根据他们跟我的交谈，他们办这个学社投入了大量的时间、精力，倾注了很多的心血，他们为什么要这么做呢？我认为他们主要是有强烈的社会责任感，乐于奉献。他们这种精神深深感染了我，感动了我，所以在他们聘我做三部六病学社的校外指导老师时，虽然我知道自己不是很称职，但是他们的精神感动了我，我就答应了他们。既然答应了，我就得支持他们的工作，帮助他们把这个学社办好，所以他们一旦要求我来这里讲，我就会尽量克服一切困难来讲一下，他们需要我讲点什么，我就讲点什么，这个题目是他们确定的，上次他们跟我说讲桂枝剂的时候，就是相隔十来天我就需要来北京参加一个会，他们说讲桂枝剂，我也没有什么准备，但是他们一说我就答应了。这一次他们又说讲一讲柴胡剂，我还是答应了。那么今天我就来给大家讲一讲《伤寒论》里的柴胡剂。关于柴胡剂我就更讲不出什么来，为什么呢？因为我们学习中医的对柴胡剂都非常熟悉，每一个中医对柴胡剂的学习都是各自有各自的体会，各自有各自的经验，各自有各自的发挥，所以我说讲这个题目更难一点。那下面我就把我自己的学习体会、临床应用的体会给大家讲一下，好一点的大家就参考，不好的大家就扔掉算了，提出来更好。

一、小柴胡汤证

1. 小柴胡汤证的病理中心

小柴胡汤证的病理中心也就是小柴胡汤证的大本营它在什么地方？《伤寒论》第97条："血弱气尽，腠理开，邪气因入，与正气相搏，结于胁下，正邪纷争，往来寒热，休作有时，默默不欲饮食。脏腑相连，其痛必下，邪高痛下，故使呕也。小柴胡汤主之。"这一条我想大家都很熟悉。那么说血弱气尽是个什么概念呢，我们三部六病学说将人体宏观上分为两部分，一部分就是我们的形体，就是我们看见的形体，这个人，五脏六腑、四肢百骸，整个的人，这个人体相对是固定的，相对不动的，就是说人体，腿长在下面，头脑在上面，手脚的位置是相对固定；另一部分就是动态的气血，人体只要能得到气血的供应，我们的人体就是活的人体，如果没有气血的供应就成为死体了，就不叫人体了。那么这个人体我们简单地称它为三部，就是我们口头上把它称为三部，我们一说三部即代表表、里、枢的三部，也代表这个人的整体。

关于气血我们是这样认识的，在血管里流动着，发挥着生理功能的红色液体它是血，如果它在血管里一旦不流动或者流到血管外头，也就不是生理意义上血的概念了，或者是郁血或者是瘀血，在什么地方不流动是什么地方的瘀血。气是血到了微循环把各种营养物质包括氧释放到组织间并与组织细胞发生代谢作用，产生功能的物质，这就叫气。我们的观点是这样的，所以气的概念是两层意思，第一层意思是物质，第二层意思是功能，没有物质不会有功能，那么气血的关系就很清楚了，气是从血来的，血是通过气的动力它才能循环，所以说气血能产生功能，它在什么部位就可以叫什么气，比如说在胃里可以叫胃气，在肺里可以叫肺气，在心里可以叫心气，那么综合起来就是人体的整个功能，所以我们对于气血的理解就是这样的。这个血弱气尽，首先是血，血弱了它产生的气就会少，它不是尽了，不是没有了，它是相对地弱了，气就不足了，这样腠理的功能就会降低了，腠理的功能降低就给邪气的侵入创造条件，正邪相搏，就是相互斗争，结于胁下，这个胁下就是病邪的大本营，也就是这个病理的中心在胁下。正邪纷争，就是正气与邪气斗争，往来寒热上次我就说过是寒热往来，即寒往热来，就是寒战时候不发热，发热的时候不寒战，这是寒热往来，如果调过来，是热往寒来，就是热的时候不冷，热过去它就会冷，这是辨别小柴胡汤证和桂枝汤证比较准确的症状。所以说它出现休作有时，默默不欲饮食，在这里最为重要的是脏腑相连，邪高其痛必下，那么其痛必下它在什么地方痛？它在腹腔，它在腹部痛，胁下肯定是腹腔的最高位。其痛必下，邪高痛下，在这里咱们就可以联系到第 100 条，第 100 条："阳脉涩，阴脉弦，法当腹中急痛，先与小建中汤，不瘥者，小柴胡汤主之。"就是说，脉一样，症状也一样，也是腹痛，为什么一个是桂枝汤证，一个是小柴胡汤证呢？它从病理上是这样的，这是我们的认识，小建中汤证它的痛是肠道平滑肌痉挛，而小柴胡汤证它的痛主要是淋巴系统痉挛，因胃肠的淋巴管及满腹的淋巴管最后都汇入胸导管，进入静脉，这邪气进入胸导管，胸导管不太通畅，就会引起腹痛，这个腹痛是淋巴系统痉挛，所以用小建中汤不好使，用小柴胡汤好使，所以说在这一条主要讲了小柴胡汤证它的病理中心是在胁下，那么胁下这个部位从人体的上、中、下来说它是在中间，从表、里、枢来说它也是在中间，里部是胃肠系统，表部是呼吸系统，循环系统在中间，所以说它是中间地带，胁下这个部位为我们的诊断提供了定位。

2. 小柴胡汤证的病位、病性范围，以及表里的概念

《伤寒论》第 148 条："伤寒五六日，头汗出，微恶寒，手足冷，心下满，口不欲食，大便硬，脉细者，此为阳微结，必有表，复有里也。脉沉，亦在里也。汗出为阳微，假令纯阴结，不得复有外证，悉入在里。此为半在里半在外也。脉虽沉紧，不得为少阴病，所以然者，阴不得有汗。今头汗出，故知非少阴也，可与小柴胡汤。设不了了者，得屎而解。"这一条主

要是讲了小柴胡汤证的病性和病位，刘绍武先生创立了许多柴胡协调方，主要是从这一条来的。在这一条里就涉及阳和阴的概念，那么说阴阳在《伤寒论》中它各是代表什么意思呢？我认为和后世说的阴阳有一定的区别。我认为《伤寒论》很少讲言之无物的语言，它所说的语言必然有所指，那么阴阳指的是什么呢？我认为阴阳在《伤寒论》里主要指的是部位，就是表和里，主要指的是病位的表和里，并通过表里又引申出很多概念，比如表里病性、表里气血、表里的功能等，但它最根本的是表里。

（1）代表部位

《伤寒论》第7条："病有发热恶寒，发于阳也；无热恶寒发于阴也……"凡是说发于什么什么，指的是地方，是部位，那么说发热恶寒发于阳，那就是发于表。在《伤寒论》里表主要指太阳病，那么太阳病主要指的是麻黄汤证和桂枝汤证。我们看《伤寒论》中除麻黄汤证和桂枝证汤以外，基本都叫里病。从这个六病上讲除了太阳病，其他病都归里，所以说发热恶寒发于太阳，发于表，主要是麻黄汤证和桂枝汤证。那么无热恶寒是发于里，里在《伤寒论》就是其他五个病都归里，究竟是归哪个病要根据条文看，应该是太阴、少阴还是哪个病。在这里我再讲一个概念，三部六病讲的是表阳病、表阴病、枢阳病、枢阴病、里阳病、里阴病，《伤寒论》里讲的是太阳病、少阳病、阳明病、太阴病、少阴病、厥阴病，在名字的对应关系上，《伤寒论》的六病，我们叫标准六病和非标准六病。比如说太阳篇第一条，那是标准太阳病，第124条是非标准太阳病，第2条也是非标准太阳病，算是太阳病，但不是标准太阳病。这样三部六病的表阳病对应《伤寒论》的太阳病，枢阳病对应少阳病，里阳病对应阳明病，里阴病对应太阴病，枢阴病对应少阴病，但是我和大家一样以往学《伤寒论》，叫六病经常就叫太阳、少阳、阳明，我在这里这样说太阳、少阳，我实际指的是标准太阳病、标准少阳病，已经是三部六病的表阳病、枢阳病的名称，因为我一直这样叫，不由自主就这样叫了。

《伤寒论》有一篇叫《辨阴阳易瘥后劳复病脉证并治》，这一篇的关键是对"阴阳易"的理解，咱们后世好多解释"阴阳易"是由于男女关系发生的病，大部分这么认识，但是这样认识题目就解释不通了，辨阴阳易瘥后就是阴阳易痉愈后劳复病脉证并治，假如阴阳易指的是男女之间的那个病，就是那个病已经好了，《伤寒论》怎么会讨论这个病呢？而且其他条文里也没有涉及阴阳易这个病啊。所以我们在学习这篇的时候，是这样认识的，阴阳指的是表里，表部和里部，易呢？大家都知道易是各种变化，如果再引申一步呀，就是各种病理变化，就是辨表部、里部的各种病理变化，它好了以后，又由于善后工作做得不好，就是保养调理不好又复发，所以在这里我们解释阴阳指的是表里，易指的是病理变化，伤寒六病的病理变化，好了以后，不管是治好的，还是自己自愈的，是又劳复。这一篇一共七条，除第一条外，其他六条都是谈病后护理不当出现的问题，所以这一篇它实际在当时指的是伤寒病的后期护理，如果护理不当，再犯病怎么处理。所以从这一条看阴阳指的是部位，是表里。这就是说阴阳主要是代表表里。

（2）代表表里的功能

《伤寒论》第58条："凡病，若发汗，若吐，若下，若亡血，亡津液，阴阳自和者，必自愈。"那么这个凡病不是所有的病，它主要指的是伤寒六病，那么这个《伤寒论》大家知道主要是指当时大流行的急性病，不管你是用了发汗还是吐，还是下，还是亡血、亡津液，那么阴阳自和者，必自愈。这个阴阳自和怎样诊断，这是要判断表里的功能是不是正常。那么表部的功能，我们说第一不发热、第二不恶寒、第三不自汗，当然大病后是容易出汗的，吃点饭呢，稍微动一动会出汗，但是他已经是生理性出汗，只不过是身体虚弱点，就是说不发热、不恶寒、不自汗、不恶风，也不喘，这表就和了。里部怎么就算"和"了呢，里部吃饭正常，所谓正常不是吃的量和普通时候一样，而是你吃饭胃口正常，什么是什么味，该吃就吃，口不苦，大便正常，但他还有点虚弱，还有点其他症状，这是会自愈的。我们在临床上要判断，你比如说看小儿科，先问他发热不发热、咳嗽不咳嗽，问吃饭好不好、大便正常不正常、小便正常不正常，如果吃饭好、大便正常、小便正常，这小孩就没有什么病了。咱们成年人有思想问题，小孩没有，这就是教你判断一下表里，表里功能是不是正常，需不需要治疗，还是自己可以自愈，这一条我认为主要讲的是表里功能。

（3）代表病位

当然病位也是指表里，《伤寒论》第269条："伤寒六七日，无大热，其人燥烦者，此为阳去入阴故也。"伤寒六七日，无大热，肯定有小热，就是比原来的热低了，其人燥烦，为什么会燥烦呢？我们大家都知道阳盛就是阳病，在表部虽然高达 40℃，也不会烦躁，只有到了枢部就是半表半里部，这个热才会烦躁，有恶热，到了阳明则会有神昏、谵语这些症状，那么其人原来病在太阳时没有燥烦，现在表部热而出现燥烦，说明表部的热虽然低了，里部的热却在上升，尤其枢部，枢部的热主要是血热才出现燥烦，此为阳去入阴故也，应该是去阳入阴故也，就是从表部向里部进了一步，这就是我们判断病邪是还在太阳，还是已经去了少阳，只要他出现燥烦，燥热而心烦说明传了，这就是"伤寒一日，太阳受之，脉若静者，为不传；颇欲吐，若燥烦，脉数急者，为传也"。也就是说出现燥烦，说明它向里进了一步，传到枢部——半表半里部了。这个阳指的是病位，就是热从阳表部传到阴半表半里的枢部了。

第 141 条："病在阳，应以汗解之，反以冷水潠之……"那么这个病在阳，用汗解之，是在表部。阳指的是表部，用的不是麻黄剂就是桂枝剂。

第 131 条："病发于阳而反下之，热入因作结胸；病发于阴而反下之，因作痞也。所以成结胸者，以下之太早故也。结胸者，项亦强，如柔痓状，下之则和，宜大陷胸丸。"那么这也指的是表，主要是太阳，病发于阳，指的是麻黄汤证或者大青龙汤证，要是反下之，一下热入于里成结胸证。若病发于阴，主要指的是太阴病，要是下，就容易形成痞满，这也指的是病位。

第 130 条："脏结无阳证，不往来寒热……"或者说脏结是没有阳证，其实不是这样，脏结是没有发热恶寒，没有表证，它紧接着说没有寒热往来，也没有枢部证，所以我们认为脏结是一个里阴病，是特别寒的一个里阴病，它就没有表部证，没有枢部证。

第 27 条："太阳病，发热恶寒，热多寒少，脉微弱者，此无阳也，不可发汗，宜桂枝二越婢一汤。"你说他无阳怎么还用石膏呢，这是不可能的，它无阳还用石膏，这就是说是热多寒少，脉不是那么浮紧，是微弱，是不太浮紧，而是软一点，这就不完全是表证，有点枢热，所以不可发汗，不可用麻黄、桂枝发汗。这就要适当清热，就要用石膏，这是代表病位的。

（4）代表表里的气血

第23条："……脉微而恶寒者，此阴阳俱虚，不可更发汗、更下、更吐也……"那么阴阳俱虚在我们后世是特别抽象的，阴虚无非是口渴、舌红、面红呀，阳虚无非是恶寒、完谷不化、四肢冷呀，我们后世指的阴阳俱虚指的是这个，这里的阴阳俱虚指的是表里气血都虚，不只是里虚，而是表里气血都虚，因为在伤寒八九日用的是吐、下、发汗，不可更发汗、更下、更吐也，就是这些方法治疗把表里气血伤得都虚了，再不能用这些方法了，如果治疗应该可以用桂枝汤。

第337条："凡厥者，阴阳气不相顺者，便为厥。厥者，手足逆冷者是也。"说阴阳气不相顺者，是什么意思呢？就是说表部的气血和里部的气血顺接不上了，就是他们循环接不上了，就是最末端的循环接不上了。《伤寒论·自序》里说"经络府俞，阴阳会通"，那个"阴阳会通"指的就是表里气血在循环。如果不顺接，那四肢就会冷，所以说它这里指的就是表里的气血不顺接。

第346条："伤寒六七日不利，便发热而利，其人汗出不止者，死。有阴无阳故也。"一般我们要说这是阳虚，有阴无阳，我们说汗出不止是表部脱，下利不止是里部脱，手足厥冷不还，脉微欲绝是枢部脱，这三部有一步脱，就死人了，所以说有阴无阳也是表部先脱了，像这样的条文还很多，就不一一列举了。

（5）代表表里病性

第48条："……面色缘缘正赤者，阳气怫郁在表，当解之熏之……"阳在这里是指表部的病性，是表部有郁结，解之，需要用一些解表的药物解之或用熏的方法使之出汗，这是指病性，是表部的实证。

第46条："……服药已微除，其人发烦目瞑，剧者必衄，衄乃解。所以然者，阳气重故也……"阳气重就是表部的病是实热证，特别重，所以必衄，衄乃解。

第111条："……两阳相熏灼，其身发黄。阳盛则欲衄，阴虚小便难……"两阳相熏灼，因为用火来烤他，表部本来就是实热证，你又拿火来烤，这样熏如果是里部的气血有所伤那小便就会少，表部的热重就会出现衄。

（6）代表脉的部位

阳脉指寸脉，阴脉指尺脉，寸脉也代表的是表，尺脉也代表的是里。如第 100 条："伤寒，阳脉涩阴脉弦，法当腹中急痛，先与小建中汤，不瘥者，小柴胡汤主之。"第 290 条："少阴中风，脉阳微阴浮者，为欲愈。"

（7）代表表里的病邪

第 134 条："……医反下之……阳气内陷，心下因硬，则为结胸……"阳气内陷是什么内陷，就是表部的热邪内陷，因为你下得早，把表部的病邪引入里部，阳气指的是表部的病邪。

通过这些条文，我们认为在《伤寒论》里阴阳主要代表的是表和里，在这个基础上又引申出这么多的概念，比如表里病性、表里气血、表里的功能等。

3. 小柴胡汤证的主要症状

第 148 条："伤寒五六日，头汗出，微恶寒，手足冷，心下满，口不欲食，大便硬，脉细者，此为阳微结，必有表，复有里也。脉沉，亦在里也。汗出，为阳微。假令纯阴结，不得复有外证，悉入在里，此为半在里半在外也。脉虽沉紧，不得为少阴病。所以然者，阴不得有汗，今头汗出，故知非少阴也，可与小柴胡汤。设不了了者，得屎而解。"这个小柴胡汤证，一般地说，一得病就是这个证很少，总是过几天或经过治疗而形成小柴胡汤证。所以他说伤寒五六日，约为一个周期，《伤寒论》的疾病周期一般是六七日。头汗出，身上不出汗，这是个少阳证；微恶寒，稍微恶寒，这是个太阳证；手足冷，这是个厥阴证；心下满，口不欲食，这是个太阴证；大便硬，这是个阳明证；脉细，这是个少阴证。所以说从六病都有症状，就是说小柴胡汤涉及的病性可以涉及六病，六病都可以涉及。从病性上，此为阳微结，什么叫阳微结，就是表部微结，就是说小柴胡汤证有表微结，但不是全结，而是微结；必有表，复有里，也就是说表部微结，肯定也有里，脉沉就是在里；汗出，为阳微，在这里应该是汗出，为阳微结，如果表部纯粹结，那是麻黄汤证，那是不会有汗的，如果有点汗，说明应该是阳微结，而不是全结；假令纯阴结，不得复有外证，这个纯阴结主要指的是阳明，阳明在这里可能有大便硬，如果是纯阴结，就不应该有外证，外证指的是什么呢，微恶寒，微恶寒是外证，那是表部证，如果是纯阴结的话，就不能有微恶寒，悉入在里，都到了里部，到了里部就是不恶寒反恶热，这种情况是半在外半在里。我们后世说半在表半在里好像是有里部、表部，还有半表半里部这个部位，实际不是，《伤寒论》这里讲半在里，半在外，就是说里部有微结，表部也微结，在这里已经把病位、病性讲清楚了，所以它下面继续说脉虽沉紧，实际应该是沉细。脉虽沉细不得为少阴病，所以说它是个小柴胡汤证，为什么呢？因为阴不得有汗，就是说假如是少阴病，你就不应该有头汗出，这就是把所有单一的病都否定了，就是说六病都不够一个标准病，但是都涉及它们的病性、病位，所以这就是说小柴胡汤的病性、病理，病的范围就这么大，可以说人有多大，这个病的范围就有多大，人有多少病性它就涉及多少病性。所以说小柴胡汤证是人体涉及面最广的证，这条对于后世影响很大，尤其是刘绍武先生在学习这一条的时候，就是因为小柴胡汤涉及这么大的范围，所以他用小柴胡汤作为基础方，创立了一整套的协调疗法方。就是说你身体哪儿有病都可以这样治疗。

《伤寒论》第 96 条它的主要症状是往来寒热、胸胁苦满、默默不欲饮食、心烦喜呕，这是我们后世称小柴胡汤的四大症状，但是我们从这一条可见，四大症状这个"默默不欲饮食"，"默默"相当于咱们的"脉微细，但欲寐"，它是人没有精神；不欲饮食是不想吃饭；这个"默默"它是人参症，"不欲饮食"它是生姜症，心烦是热的表现，它是黄芩症，喜呕是半夏症，如果说这些症状在其他病里也可以有，这里就剩往来寒热、胸胁苦满这两个症状，这两个症状它主要就是柴胡的症状，就是柴胡这味药的药症。如果说这个四大症是小柴胡汤的核心症，它的症状很多，这是举个核心症，经过淘金我们就能看出来，只有往来寒热、胸胁苦满才是真正的小柴胡汤证的核心症状。

二、小柴胡汤证的诊断

刘绍武先生说过，什么叫医学，就是准确诊断、有效治疗。我们中医没有高级仪器，就是凭两只手、两只耳朵、两只眼睛，但是我们也必须准确诊断，没有准确的诊断，就没有有效的治疗，我们说一下小柴胡汤证的诊断。

第 101 条说"伤寒中风，有柴胡证，但见一症便是，不必悉具"，就是说有一症就可以确定是小柴胡汤证。由哪一症定这是我们中医界容易争论的问题。关于小柴胡汤证的诊断，最早出现的是第 37 条。

第 37 条："太阳病，十日已去，脉浮细而嗜卧者，外已解也。设胸满胁痛者，与小柴胡汤，脉但浮者，与麻黄汤。""胸满胁痛"这就是小柴胡汤在《伤寒论》中最早的诊断，在以后的条文有很多。比如说第 99 条："伤寒四五日，身热恶风，颈项强，胁下满，手足温而渴者，小柴胡汤主之。"在这里是胁下满，第 103 条是心下急，第 104 条是胸胁满而呕，第 107 条是胸满，第 143 条是胸胁下满，第 146 条是心下支结，第 147 条是胸胁满微结，第 229 条是胸胁满，第 230 条是胁下硬满，第 231 条是胁下及心痛，第 266 条是胁下硬满。在这么多条文中最有价值的症是"满"，这些条文中提到"满"的就有 10 个，苦只有 1 个，痛有 2 个，急有 1 个，就是心下急，就是大柴胡汤证，结有 2 个，心下支结、胸胁满微结，所以我们看主要的是"满"，就是说我们要诊断出它的"满"。比如说我们有个大的容器，坛子也好，瓮也好，都是容器。你里面放粮食，你倒麦子也好，玉米也好，倒满了，你一眼就看出来了，它是满还是不满，还能放还是不能放，你用眼睛就看出来了，但是假如给这个容器上面蒙上一块毯子，你眼睛就看不见它满不满了，你只能用手去摸它满不满，这就有个触觉的问题，去感觉满不满，如果它不满你感觉手底下是空的，如果是满你感觉手底下是实的。如果人的胁下满，他表部的肌肤如盖子，所以你用眼睛看，不敢做决定，有时候能看出，有时候看不出，所以说胸胁苦满光用看是不行的，要用手来压，这个胸胁苦满，苦是个自觉症状，满虽然也有自觉症状，但主要是他觉症状，我们用手去按，这个很重要。胸胁苦满这个满，一般我体会是体现于腹外斜肌、腹内斜肌，不是腹直肌。我们在临床上常说胸胁苦满，都是胸胁满，因为四大症里面有胸胁苦满，所以胸胁苦满主要是满，有些病人他自己能感觉到满，有些病人感觉不到。

三、小柴胡汤证胸胁苦满的鉴别诊断

小柴胡汤证诊断上比较准确，但也有遇到特殊情况的时候，也就是说任何事物都有它的普遍规律，也有它的特殊规律。你比如说第98条："得病六七日，脉迟浮弱，恶风寒，手足温。医二、三下之，不能食，而胁下满痛，面目及身黄，颈项强，小便难者，与柴胡汤，后必下重。本渴饮水而呕者，柴胡汤不中与也，食谷者哕。"这一条就不是小柴胡汤证，虽然有满，但它还有个症状是"渴欲饮水而呕"，就成了少阴病或里阴病了，是纯粹的里证了。食谷者哕，就是吃了饭以后就想吐、打嗝，这就不是小柴胡汤证了，虽然有胁下满痛，但是没有小柴胡汤证，有胸胁苦满是因为肝脏发炎引起的，所以这一条我们一定要记住，渴而饮水则呕者，里阴病特别重的时候我们不能用小柴胡汤。我给大家举个例子，就是有个病人她是个60岁上下的老年妇女，得了扩张性心肌病，又合并了肺部感染，所以说非常重，在医院治疗也不见效，这个病人经人介绍找到我，一开始我给她用了振神汤，就是把真武汤和附子汤合在一起了就叫振神汤，用这个方子，治的效果还可以，用几剂纠正以后就用桂枝调心汤，这样她用了以后基本生活可以自理了。在以后的生活中她一旦感冒，找我一般要么用振神汤要么用真武汤。有一次星期天我不在门诊，她又感冒，找了个中医给她看，可能有胸胁苦满，开了小柴胡汤，她不仅吃了小柴胡汤，还去门诊输液，输了一下午液，晚上回去睡在床上，家人做好晚饭去喊她，她不吭气，一看死掉了。吃小柴胡汤她不会死的，但是她输了一下午液，心脏负担加重而死了。但是说如果给她吃真武汤，输一下午液也许不会死，所以我们一定要问详细。

四、小柴胡汤的组成

小柴胡汤的组成我们还是看第96条。第96条在方剂的后头说："若胸中烦而不呕者，去半夏、人参，加瓜蒌实一枚；若渴，去半夏，加人参合前成四两、瓜蒌根四两；若腹中痛者去黄芩，加芍药三两；若胁下痞硬，去大枣，加牡蛎四两；若心下悸、小便不利者，去黄芩，加茯苓四两；若不渴、外有微热者，去人参，加桂枝三两，温覆微汗愈；若咳者，去人参、大枣、生姜，加五味子半升、干姜二两。"我为什么给大家讲解这些东西，这就是说小柴胡汤这七味药哪一味药都可以去掉，只有柴胡不可以去，甘草一般来说也不可以去，但是甘草它是个辅助性的药物，它去不去问题不是太大，主要是小柴胡汤柴胡不能去。这就是说小柴胡汤关键是柴胡。我们大家都记得第 28 条桂枝去桂，是不是去桂，我认为不是去桂，但是它有些不同。小柴胡汤的组成必须有柴胡，那么刚才给大家讲，往来寒热也好，胸胁苦满也好，没有柴胡是治不了的。

五、柴胡剂的临床应用

我们刚才一直讲小柴胡汤的证是第 37 条："太阳病十日已去，脉浮细而嗜卧者，外已解也。设胸满胁痛，与小柴胡汤，脉但浮者，与麻黄汤。"我给大家讲这一条应该如何认识，首先小柴胡汤唯一的病就是小柴胡汤证，今天上午发病，今天下午就是小柴胡汤证，这个很少，总是有一个过程，所以说十日已去，十日已去就是病邪从表部已经到了半表半里也就是枢部，它的特点就是胸满胁痛，苦也好，满也好，急也好，结也好，都是满。为什么要讲，因为我临床上有过教训，就是有个人一感冒，又发烧又流鼻涕又头闷，胸胁苦满很严重，我就开小柴胡汤试试，一点效果都没有。还是那个症状必须葛根汤，葛根麻黄汤才有效，所以开始即使有胸胁苦满一定要以证为主，他的证是什么证，不能只凭胸胁苦满来判断。小柴胡汤证它总是要过几天才出现，那么说过几天就一定是小柴胡汤证，也不一定，还要看脉，脉浮者是麻黄汤证，说明十日之时病还在表部，因为脉还是浮脉。《伤寒论》就是讲那个关键症状，其他不讲，脉浮，头项强痛，恶寒，无汗，麻黄汤。我给大家举个例子，我们榆次区有一病人因为发烧在晋中市某医院住院住了 20 多天，也请专家会诊了，后来又去了北京某医院住了半个月，体温降下去了，就回了榆次，没过一个礼拜又发烧，吓坏了，查也没有查出什么病，经人介绍找我，那时候年轻，我骑车过去，我看了就是胸胁苦满，还有一些其他症状，所以我就开了小柴胡汤，我嘱咐他煎成以后分三次喝，他喝了一次以后就再没有发烧，所以这个病程长了用小柴胡汤，刘绍武先生说伤寒病到了后期大多是小柴胡汤证，就是说时间长了大多是小柴胡汤证。

第 99 条："伤寒四五日，身热恶风，颈项强，胁下满，手足温而渴者，小柴胡汤主之。"如果这一条把胁下满去掉，就是桂枝汤证，身热恶风，颈项强是葛根汤证，但是有个胁下满，所以说伤寒四五日。

第 100 条："伤寒，阳脉涩阴脉弦，法当腹中急痛，先与小建中汤，不瘥者，小柴胡汤主之。"这一条我刚才已经给大家讲了，可是我们说是不是就是先予小建中汤，不效再予小柴胡汤呢，不是的，为什么呢？我在临床反复试验，第一次是有一个中年妇女，她就是肚子疼，找我来看，她是胸胁苦满特别重，反而没有腹动亢进，我就开了个小柴胡汤。结果吃了 3 剂好得很利索。如果没有胸胁苦满而有腹动亢进，是小建中汤证；如果没有腹动亢进而有胸胁苦满，是小柴胡汤证；如果又有腹动亢进，又有胸胁苦满，那就用小柴胡汤合小建中汤。

第 145 条："妇人伤寒，发热，经水适来，昼日明了，暮则谵语，如见鬼状，此为热入血室，无犯胃气及上二焦，必自愈。"这一条和其他两条，它主要讲的是热入血室，血室主要指的是肝脾，因为他刺期门及用小柴胡汤能治，肯定病位在胁下，刺期门，期门也在胁下，无犯胃气，胃气主要指的是结肠，胃气在这里实际是中焦。这病在半表半里，在胁下，不要用下法，也不要用吐法，无犯胃气、上焦，上焦指的是胃，在这儿不让你犯胃气，不要用吐法犯上焦，不要用下法犯中焦，所以说无犯胃气及上二焦。

第 230 条："阳明病，胁下硬满，不大便而呕，舌上白苔者，可与小柴胡汤，上焦得通，津液得下，胃气因和，身濈然汗出而解。"上焦得通，指的是我们心下的痉挛状态解除，津液得下，胃气因和，胃气主要指的就是结肠，横结肠以下，胃气和，肯定大便就能下，大便一下，身就濈然汗出。在《伤寒论》里不论是什么病只要是外感性疾病，六病发热不管用什么治法，最后都要出点汗才能好。比如说桂枝汤，桂枝汤证本身就自汗，自汗它不祛邪，服桂枝汤出汗则祛邪。比如说白虎汤，吃白虎汤也要出点汗，就是吃承气汤也要出点汗，不过这些出汗不比麻黄汤证，只有吃发汗药它才能出汗。那么这里我们看出上焦主要指的是胃，中焦是降结肠、横结肠。我举个例子，我的小孙子每次发烧都是用葛根汤，咳嗽用小青龙汤，有一次他又发烧，我又开了葛根汤，吃了以后不退烧，他和我不在一起住，我就去了，去了腹诊了一下，胸胁苦满，他这次一发烧，先出现手足冷，随后发热，所以我断定是小柴胡汤证，第一有胸胁苦满，第二先冷后热，也可以叫寒热往来，一剂大便下热退。关于这个寒热往来，临床上太少了。我这一辈子，典型的寒热往来才见到一例，那时我特别年轻，才 20 多岁，是用奎宁治好的。第一急性病出现寒热往来的概率太小了，第二慢性病就没有寒热往来，所以小柴胡汤证的诊断还是依靠胸胁苦满，但见一症便是，指的应该是胸胁苦满。关于第143条、第144条、第145条，也包括第216条都是热入血室。

涉及上焦的条文还有第243条："食谷欲呕，属阳明也，吴茱萸汤主之，得汤反剧者，属上焦也。"这一条好多解释都是喝吴茱萸汤以后症状加重是小柴胡汤证，我们想想，食谷欲呕，刚才说，食谷者哕不能予小柴胡汤，它怎么就可以，所以说这一条的读法，我是这样读："食谷欲呕，属阳明也，得汤反剧者，属上焦也，吴茱萸汤主之。"就是说你吃饭以后想呕，或呕几口，一般出现在下午阳明时。这种情况一般是吃过午饭，休息一下，休息起来有这个情况，得汤反剧，这是个症状，这种病比如说他中午吃一个饼，下午可能没有这个症状，如果他中午喝了汤，反而这个症状严重，得汤反剧就是他越吃得稀这个症状越严重，这是吴茱萸汤证，这个病就在胃，不是在其他地方，我的胃就是这种情况，午休起来不敢喝水，必须到半下午才可以喝水，如果午休起来喝一杯水，那么胃就胀一下午。我们家乡爱吃油炸糕，我中午吃油糕，吃三四个油炸糕，什么也不喝都能消化了，如果吃两三个油炸糕再喝一碗汤面，就消化不了，就是说得汤反而不行。我给大家举个例子，我们榆次某学校校长，他的儿子，当时就十二三岁，就是这个病，每天吃了中午饭后吐几口，在榆次医院反复治治不好，最后准备来北京治，他向校长请假，校长问他为什么要去北京，他说了情况，校长和我很熟，让他找康大夫试试，不行再去北京。他就来找我，来了以后，这个小孩非常聪明，表述的症状特别好，我就开了吴茱萸汤，吃了3剂再没吐，后来他父亲说他不能喝饮料，一喝饮料就吐，所以说这一条上焦指的是胃。

第159条："伤寒服汤药，下利不止，心下痞硬，服泻心汤已，复以他药下之，利不止，医以理中与之，利益甚，理中者理中焦，此利在下焦，赤石脂禹余粮方主之。"在这里理中者理中焦，那么中焦主要指的是结肠、小肠，这利是直肠利，此利在下焦，下焦指的是直肠，所以直肠利必须用赤石脂禹余粮方治疗。

第282条："少阴病，欲吐不吐，心烦，但欲寐，五六日自利而渴者，属少阴也，虚固引水自救，若小便色白者，少阴病形悉具，小便白者，以下焦有寒，不能制水，故令色白也。"在《伤寒论》里，上焦指的是以胃为主的上部，中焦指的是以结肠为主包括小肠的中部，下焦主要指的是以直肠为主的下部，我们可以把三焦这样认识，上焦指的是上腹部，主要内脏是胃，包括肝脾，中焦指的是中腹部，内脏主要是结肠和小肠，下焦指的是小腹部，内脏主要是直肠，包括生殖泌尿系统。

第 266 条："本太阳病不解，转入少阳者，胁下硬满，干呕不能食，往来寒热。尚未吐下，脉沉紧者，与小柴胡汤。"这一条主要是讲太阳病转入少阳病的鉴别诊断；本来太阳病应当是发热、恶寒或自汗，恶风是麻黄汤证或桂枝汤证。所以说寒热往来、心下满就转到少阳了。

第 379 条："呕而发热者，小柴胡汤主之。"这一条主要讲的是后期的护理，不是只凭呕而发热，就用小柴胡汤，这不准确，必须有其他症状。

第 394 条："伤寒瘥以后，更发热，小柴胡汤主之。脉浮者，以汗解之；脉沉实者，以下解之。"这一条是说用小柴胡汤后的两种情况，在临床上的诊断很有价值，说伤寒瘥以后更发热，小柴胡汤证是表微结，里也微结，表微结是微恶寒，里微结是大便硬、不大便，那么你确定它是小柴胡汤证后，你给他服小柴胡汤后，他有两种向愈的情况，一个是出汗，脉浮者以汗解之，就是说他脉浮说明表微结比里微结重，表微结较多，里微结较少，所以出汗而解，脉沉实则里微结较重，表微结较轻，所以随大便而解，这个确实是这样。我的一个同事，他的一个亲戚在晋中市某医院住院住了很长时间，发热不退，住的西医病房，各种药都用了，就是不退烧，西医大夫提议找个中医看看，同事就叫我过去。我看了，这个病人除发烧之外就是胸胁苦满，除胸胁苦满之外就是不大便，舌苔很厚，脉沉实，我就开了小柴胡汤，我不记得当时是怎么说的，后来我的同事说他的亲戚说："康大夫怎么那么神奇，怎么知道我晚上大便一次就会好呢！"当时我是顺便说了一句，晚上一大便，很快就不烧了。还有我的一个学生，今年四十七八了，去年他的父亲住院时给我打了一个电话，我问什么情况，他说："发烧好几天了，我给吃了麻黄附子细辛汤后就一天没有发烧，而且自己拉了一裤子。"当时我听了这个情况有点怕，吃麻黄附子细辛汤这个病很重，而且又不自觉地拉了，是不是里部脱了？而且又叫我，说明这个病很重。他把我接过去，我看了胸胁苦满特别重，舌苔有点黄，就是个小柴胡汤证，我说就是小柴胡汤证，你怎么开麻黄附子细辛汤，他说他没有腹诊。这个小柴胡汤证，不腹诊太难诊断了。可能是他父亲生病，有点着急了没有腹诊，本来是个小柴胡汤证，吃一剂小柴胡汤就不烧了。

第103条："太阳病，经十余日，反二三下之，后四五日，柴胡证仍在者，先与小柴胡。呕不止，心下急，郁郁微烦者，为未解也。与大柴胡汤，下之则愈。"大柴胡汤就是小柴胡汤加枳实、白芍、大黄以助柴胡缓解痉挛而去实。

第165条："伤寒发热，汗出不解，心中痞硬，呕吐而下利者，大柴胡汤主之。"大柴胡汤里边有大黄，有下利为什么用大柴胡汤，心中痞硬和心下急是类证，这个利是大便正常，大柴胡汤证腹诊面积特别大，所以是心下急，从左到右包括心下都痉挛，也就是说痉挛特别厉害，小柴胡汤必须用枳实、白芍帮这个忙才能松解痉挛。中医主要是治证，有病必有证，不管什么病，必定有个证。一旦得病有大柴胡汤这个证，就用大柴胡汤治。我给大家讲个小例子，有个七八十岁的老年男性患者，他得了牙痛，牙痛特别厉害，找一个大夫给他开了5剂药，他带着处方，我看了这个处方有不下30味药，5剂药在我们那儿的价格花了250多块钱，但是没效。我看他是心下急、心下痉挛特别厉害，就给他开了大柴胡汤，3剂，花了60多块钱，吃完3剂，一点也不疼了。这就是说牙痛只要符合大柴胡汤证用了都有效。我还有一个治慢性病的例子，太原有一个病人，他是血糖高，没有吃西药，想吃中药治疗，他胸胁苦满特别重，就是一直给他吃大柴胡汤，吃到70剂后血糖正常。

第104条："伤寒十三日不解，胸胁满而呕，日晡所发潮热，已而微利，此本柴胡证，下之以不得利，今反利者，知医以丸药下之，此非其治也。潮热者，实也，先宜服小柴胡汤以解外，后以柴胡加芒硝汤主之。"这个是小柴胡汤加芒硝用下法，这个我用过一次用错了，用过一次不但没治好，反而让病人住院了。但是这一条我们常常是把小柴胡汤和桃核承气汤合在一起治疗。比如说我在好多年前治疗过一个梅尼埃病，是个中年女性患者，她是一个戏剧演员，在我们当地有点名气，得了这个病不能演戏，到了台上就头晕，在我们当地医院住院住了40多天也治不了，后来找我，我看了有两个症状，一个胸胁苦满，一个少腹急结，脉是弦脉，我就把小柴胡汤和桃核承气汤合在一起，吃几剂就好了，这个诊断很重要。前几天我治了一个阑尾炎患者，是一个80多岁的老太太，到医院做手术医生也不想给做，80多岁了，家属也不愿意给做，就到我这儿了。我看有胸胁苦满，阑尾炎就相当于少腹急结，我就给开了小柴胡汤合桃核承气汤加了牡丹皮，吃几剂就好了。

第107条："伤寒八九日，下之，胸满烦惊，小便不利，谵语，一身尽重不可转侧者，柴胡加龙骨牡蛎汤主之。"这个方子，我想凡是学伤寒的或者学中医的都用得很好，可以治疗小儿多动症、精神分裂症等。我给大家讲一下它治疗腰疼，尤其是腰痛不能转侧。最初这个病人是我的亲弟弟，他在农村经常腰疼，每次疼都是开个葛根汤，吃3剂，他就好了。有一次回我家，他又腰疼了，又是开的3剂葛根汤，到我出门诊的时候他来了，我说："你疼不疼了？"他说就没有疗效，我就赶紧腹诊，发现胸胁苦满很严重，我就开了柴胡加龙骨牡蛎汤，到礼拜天回去问他腰还疼吗？他说吃1剂就不疼了。所以说这个方子治腰椎间盘突出、椎管狭窄及膨出，效果非常好，应该说按《伤寒论》可以合葛根汤，但是我们有个疏肌散，疏肌散就是葛根、羌活、防风、桂枝、炙甘草五味药组成的，如果是椎间盘突出，我们就合上，再合上枳实芍药散，那就是大柴胡汤了，大家可以试试，只要是他符合胸胁苦满，脉也不是太不好，就是说这个病人体质还是不错的，你就用这个方子治，一般中年人40岁左右需要用70剂，六七十岁以上估计100剂。我治了很多，你用理疗也好，牵引也好，治好会复发，如果用这个方子治好几年不复发或复发很少。

第146条："伤寒六七日，发热微恶寒，肢节烦疼，微呕，心下支结，外证未去者，柴胡桂枝汤主之。"这就是小柴胡汤和桂枝汤合方，只要你符合胸胁苦满、腹动亢进这两个症用这个方子几乎问题不大。我可以给大家举个例子，我们那儿有个院长，他是心内科专家。有一年，他重感冒20多天，作为院长好不了，上不了班不行，他是内科专家，输液什么药都用过，就是不好，最后决定吃中药，他们医院中医科主任给开了3剂药，不见好反而加重了，就不吃了。因为我儿媳在他们医院，就说："那就让我公爹给看看吧。"我去了，看了以后，就是胸胁苦满与腹动亢进同时存在，就开了柴胡桂枝汤，吃了 3 剂，好了大半。所以可以这么说，我在榆次，从行政系统到西医专家我都看过，一般情况西医看不起中医，这个院长是西医心内科专家，我写《三部六病翼·试习伤寒论》这本书时，好多西医的知识都请教过他。

第 147 条："伤寒五六日，已发汗而复下之，胸胁满微结，小便不利，渴而不呕，但头汗出，往来寒热心烦者，此为未解也，柴胡桂枝干姜汤主之。"柴胡桂枝干姜汤这个方子非常好，我给大家讲一个病例你就知道它的好。有一个副院长，他是一个外科专家，有一次，他到青岛旅游，在外地病了，是脑梗死，在当地住了院，经过一段时间治疗，肢体恢复得很好，就是舌头说话困难，不能说话。当时实在没有办法了，就想吃中药，我有个师弟在他们医院，师弟说："吃中药还是找我师兄吧。"我给他开了柴胡桂枝干姜汤，开了 3 剂药，吃完全好了。我给大家讲这个原理，他这个舌头不得劲，我去和他说话、诊脉、腹诊以后，具备这么几个特点：第一他舌根特别干，干得舌头不得劲，不是中枢性的舌头不得劲，是舌根干得不得劲，口干特别厉害；第二，胸胁苦满特别重；第三，容易头上出汗。我们说这就是中部有郁结，上边有热，下边有寒。这个诊断标准就是胸胁苦满、口干、头汗，只要有胸胁苦满、口渴、头汗就可以用柴胡桂枝干姜汤，你诊断不要管他的病只管他的三个症，没有头汗，只有胸胁苦满、腹动亢进、口干，也很准确。他是搞外科的，从此以后有病就找我。

第 318 条："少阴病，四逆，其人或咳或悸，或小便不利，或腹中痛，或泄利下重者，四逆散主之。"这个四逆散就是柴胡、枳实、白芍、甘草四味药，这个方子也非常好，它主要是针对淋巴系统的痉挛、平滑肌的痉挛，它是纯粹的一个半表半里证。它这个脉一般说是迟而弦，我给大家举个例子，有一个病人，他结婚以后不生育，经过检查，精子成活率低，他找到我的时候，首先是诊出脉特别慢，脉搏不到 50 次/分，腹诊胸胁苦满，心下痉挛比大柴胡汤证的面积还要大，几乎延续至中腹、脐及脐以下整个腹部。我看了这个情况就开了四逆散，吃了几剂以后我就加了一点淫羊藿、山茱萸等几味药，一直吃到 70 剂以后，脉搏变成 70 次/分，精子常规化验完全正常。这就是给大家讲这个道理，要掌握诊断技巧。还有一个奇怪的病人，他是一个过敏性紫癜患者。我治疗过敏性紫癜特别多，每年治好多。

这个紫癜患者他是一个中年男子，是在踝关节的上下满布的紫癜，已经治了三年没有好，他去我的门诊，我看他和刚才讲的那个病人的脉和腹诊是完全一样的，我还是开了四逆散加了一点金银花，吃了20几剂就好了。所以说必须是准确诊断，才能有效治疗。

第149条："伤寒五六日，呕而发热者，柴胡汤证具。而以他药下之，柴胡证仍在者，复与柴胡汤。此虽已下之，不为逆，必蒸蒸而振，却发热汗出而解。若心下满而硬痛者，此为结胸也，大陷胸汤主之；但满而不痛者，此为痞，柴胡不中与之，宜半夏泻心汤。"第94条："太阳病未解，脉阴阳俱停，必先振栗汗出而解。但阳脉微者先汗出而解；但阴脉微者下之而解。若欲下之宜调胃承气汤。"这一条有一个阴阳俱停，我给大家讲一下"阴阳俱停"，这个"阴阳俱停"是寸脉、尺脉都停，他为什么会停呢？这个病人是战汗，就是发抖，现在这个症状很少见，一直发抖，抖得左、右脉都摸不见，这样一种战汗现在我们估计见不到，但是我们吃小柴胡汤容易出现这种症状。比如说他是小柴胡汤证，你给他开小柴胡汤方，一定要把医嘱说清楚，告诉他吃这个方子会有点恶寒，有点怕冷，有点冷得抖，不用怕，过一会儿就会好。这句话你一定要说到，因为我吃过这个亏。我们村有一个和我同姓的人，他头晕，没有发烧，我看了就是一个小柴胡汤证，就给他开了小柴胡汤，开了3剂，我一个星期后回家的时候，他说："你这个药还要把我毒死呢！"我说："怎么了？"他说："吃了你开的那个药，盖了两床被子还冷得我发抖。我才知道这是治疗反应。我说："你现在还头晕吗？"他说："头不晕了，但几乎把我整死，我再也不用你看了。"从那以后他再没有找我看过病。一般说吃小柴胡汤起码会感到有点儿冷，因为我有这个体会，吃了小柴胡汤感觉冷，一想这是服小柴胡汤的反应。那么这一条汗解之和下解之和咱们刚才讲的那一条都是一样的，但阳脉微者先汗出而解，但阴脉微者下之而解，尤其是若欲下之宜调胃承气汤，这是后人加的，不应该是仲景原文，因为吃小柴胡汤，如果表结重，应从汗出而解，里结重从大便而解，这是病解的两个途径。

《伤寒论》的条文我就给大家讲这些，《伤寒论》以外的小柴胡汤的加减就没有数，没有边际，你想怎么加减就怎么加减，尤其是我们三部六病，你掌握了急性六病，可以根据他的病症随证加减，刚才我讲的小柴胡汤、大柴胡汤、柴胡桂枝汤，我们在实践中都可以用。比如说，有一次，有一个病人一直发烧，我去看了，就是胸胁苦满，我就用小柴胡汤加30克石膏，这是随证加减。那么加减最好的是什么呢？就是我老师用小柴胡汤创立的协调方，五脏各有一个，调肺汤、调心汤、调胃汤、调肝汤、调肠汤，还有理目汤、理鼻汤等都是用小柴胡汤加味，这些方子用起来都很好用。三部六病的书，这些方子都有介绍，我就不多介绍了。

我们说《伤寒论》有两个层面，第一个层面是知识，第二个层面是智慧，知识可以在书上学到，智慧必须是把知识运用到实践中去，勤思考、勤实践，再深思考、勤总结，如此反复才能学到。你坐在家，再读书你都不行。知识是解决问题的工具，可以从书本学，但解决问题的能力就是智慧，必须把知识用到实践中去逐渐增长智慧。所以说《伤寒论》给的知识主要就是398条条文，但是给我们的智慧却是无边无际的，我的师兄臧东来，近年用十枣汤治疗咳嗽治得非常好，他用十枣汤怎么用，用一定剂量的十枣汤，再多加大枣煮，一直煮，煮到水没有了，把大枣拿出来放着备用，符合他的诊断标准就吃枣，他先吃了，后来给好几个病人吃，效果非常好。所以说《伤寒论》给我们的智慧确实非常多。

在场听课的同志们将来大概都要从事临床工作，作为一个临床大夫，我觉得就是刘绍武先生说的，只有准确诊断，才能有效治疗，这是必需的。我们老家有一句话，就是"医不自治"，就是医生不能给自己看病，我说那是假的，那是他的诊断技术不过关，过关怎么会不能治，你可以在自己身上治，这样体会最清楚。你给别人看，还得问，还得去分析，病在你自己身上你能不知道？你肚子疼、头疼，你能不知道？应该是自己能给自己治，在自己身上是最好的实验室，可以说在临床上我个人是个小实验室，我的整个家族是我的一个大实验室，越是给自己治越能体会到治疗的过程与效果，作为一个医生，应该追求"准确诊断，有效治疗"，这才是医学。西医也是这样，我相信我们的老师们现在就是这样，我们的同学们将来也会是这样，都是这样的好大夫。

谢谢大家！